명의로 소문난 한의사를 찾아서

한방명의의 길을 묻다

명의로 소문난 한의사를 찾아서

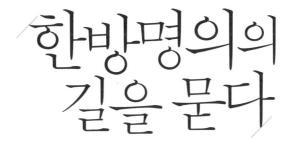

이창호 지음

한 의사의 길을 준비 중인 사람들에게 바칩니다

아마존북스

프롤로그

1차 의료기관들의 병원 광고·홍보 마케팅 업무부터 개원 컨설팅, 경영지원 컨설팅을 한 지도 벌써 만 17년. 강남의 다이어트 전문 한의원의 기획실장으로 20개월 동안 근무한 후 저는 '리얼메디'라는 의료전문 컨설팅 회사를 시작했습니다. 한의원 경영에 익숙해서인지 리얼메디의 거래처는 60퍼센트가 한의원이었습니다. 그리고 17년 동안 수많은 한의원 원장님들을 만났고, 정말 많은 이야기들을 나눴습니다.

그분들 중에는 오랫동안 한의학을 연구하며 오직 환자들을 위해 생을 쏟아온 훌륭한 한의사들이 많았습니다. 물론 대부분의 한의사들이 사람을 치료하는 것이 자신의 사명이라고 생각하며 살아가고 있지만, 그중에서도 명실상부하고 소명의식과 의료인으로서의 철학을 가지고 살아가는 한의사들을 보며 큰 감동을 받았고 존경심을 느꼈습니다. 그리고 언젠가 꼭 한 번 그분들의 이야기를 책으로 엮어보고 싶다고 생각했습니다.

저의 첫 번째 단행본인 《우리 병원 좀 살려주세요(다산북스)》를 출간한 후 진료 실력을 갖춘 의사, 높은 진료만족도를 안겨줄 수 있는 의료 환경을 가진 병원들을 소개하고 싶었습니다. 그렇게 10년 전부터 이 책을 기획하고 이 세상에 '명의'라고 소개할 수 있는 의사 분을 찾기 위해 노력해 왔습니다. 저는 전국 곳곳에 있는 800여 군데 한의원을 다니며 원장님들을 만나 그분들의 생생한 이야기를 들었습니다. 보이지 않는 곳에서 자신만의 소신을 갖고 환자들을 치료해 온 수많은 원장님들을 만나는 일은 저에게는 영광이자 행복이었습니다. 그리고 제가 하고 있는 일에 대한 사명감을 다시 한 번 확인할 수 있는 기회가 되었습니다. 훌륭하신 많은 한의사 분을 만났지만 이번 책에서는 먼저 빠르게 호응해 주신 아홉 분의 원장님과 《한방명의의 길을 묻다》로 함께 하게 되었습니다.

병원 컨설턴트로서 한방명의를 선정함에 있어 의료기관의 의료 서비스와 품질관리도 고려하였습니다. 병원 의료 서비스의 만족도는 의술만으로는 평가하기 힘든 경우가 많습니다. 그래서 저는 무엇보다 한의사로서의 노력뿐 아니라 환자가 직접 진료받는 의료기관의 서비스 운영에 대해서도 평가하지 않을 수 없었습니다.

이 책은 이제 막 진료에 임한 젊은 한의사나 한의대를 준비 중인 학생과 학부모들이 한의사의 길을 가는 데 훈훈한 이정표로 삼을 수 있기를 바라봅니다. 어떤 과정과 마음으로 한의사로서의 길을 걷게 되었는지 그리고 현재 어떤 환경 속에서 환자들을 만나고 있으며 앞으로 나아갈 방향에 대해 어떻게 생각하고 있는지 등등, 잠깐이나마 그 이야기들을 들여다보는 동안 용기를 얻고 자부심을 갖게 되기를 바랍니다. 또한 실력과 환자 편의 중심의 의료환경과 서비스를 제공하고 있는 한의원, 한방진료의 정보가 필요한 분들에게도 실효성 있는 가이드북이 될 것입니다.

저의 졸필을 윤색해준 정현미 작가님에게 감사드립니다. 이 책은 이제 시작일 뿐, 남은 더 많은 이야기를 담아내기 위해 '명의'를 찾아나서는 저의 행보는 앞으로도 계속될 것입니다.

2018년 11월

이창호

차 례

갑상선 클리닉

행복찾기한의원

약력

- 경희대학교 한의과대학 졸업
- 경희대학교 한의과대학원 석사
- 경희대학교 한의과대학원 한의학박사
- 왕립 멜버른 공과대학 카이로프랙틱학과 졸업
  (Royal Melbourne Institute of Technology University)
- NLP 임상치료사 과정 이수
- 대한한의사협회 사상의학회 정회원
- 대한한의사협회 약침학회 정회원
- 미국 카이로프랙틱 신경의학 전문의
  (Diplomate of American Chiropractic Neurology Board)
- 응용근신경학 인정의
  (Certified Applied Kinesiology Practitioner)
- 미국 기능의학회 회원(Membership of Institute of Functional Medicine)
- 국제 분자생물학회 회원
  (Membership of International Orthomolecular Biology Association)
- 캐나다 분자생물학회 회원
  (Membership of Canadian Orthomolecular Biology Association)
- 캐나다 중의사협회 회원(Membership of TCMPAC:
  Traditional Chinese Medicine Physicians Association of Canada)
- 캐나다 토론토 경희한의원 원장 역임

기타

- 저서 《갑상선, 면역력을 키워야 고친다 : 수술 없이 갑상선 치료하기》
- 홈페이지 www.findhappy.org

01

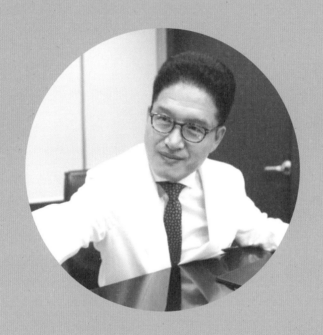

면역력으로
갑상선을 고치다

차용석 한의학박사 | 행복찾기한의원 대표원장

소아과 단골이었던
허약한 아이,
한의사가 되다

　　　　　　자신의 약점을 강점으로 승화시켜 위대
한 업적을 이룬 사람들이 있다. 그래서 '약점이 곧 위대함이다.'라는
말도 있는 모양이다. 행복찾기한의원의 차용석 원장은 지금 건강한
모습으로 다른 사람의 건강까지 책임지고 있지만 시작부터 그랬던
것은 아니다. 한의사가 된 계기와 걸어온 이야기를 들어보면 오히
려 약한 몸이 그를 한의사의 길로 이끌었다고 했다.

　　차 원장은 고등학교 시절 내내 우수한 성적과 함께 아픈 사람들
을 치료하고 싶다는 마음으로 의과대학에 진학해 의사가 되겠다는
목표를 가졌다. 하지만 몸은 마음처럼 쉽게 따라 주지 않았다. 선천
적으로 몸이 약한 데다 잔병치레를 자주 하다 보니 부모님의 걱정

도 이만저만이 아니었고, 동네 소아과 드나들기를 내 집같이 하면서도 완전히 몸이 낫지 않아 자신도 늘 고생을 하던 터였다. 그러던 중 한의원을 가게 되고 거기서 한약을 지어먹으며 몸이 차차 나아지는 것을 보면서 부모님은 그에게 "한의사도 의료인이니 한약으로 몸을 다스리는 의사가 되면 어떻겠느냐."라고 권유를 했다. 그는 그렇게 한의과 대학에 입학을 하게 되었다.

고등학교 때부터 생각했던 진로는 아니었지만 한의학도로서의 길이 자신에게 잘 맞고 보람이 있어 이 길을 선택한 것이 정말 다행이었다고 말하는 차용석 원장. 그는 한의학을 공부하여 "사람은 자연이다."라는 것을 가장 먼저 배웠다고 했다. 한의학은 무엇보다 자연을 닮은 치료를 통해 인간의 몸을 건강하게 만들고, 생명체가 가진 고유의 힘을 지켜주며 필요한 것들을 채워준다는 것을 알게 되었기 때문이다. 그러한 '자연의 힘'을 배우기 위해 그는 경희대학교 대학원까지 진학해 박사 학위를 따게 되고, 어릴 때부터 천식과 잔병으로 병약하던 자신을 치료한 한의학에 대해 더 깊은 연구를 하게 된다.

그렇게 흘러온 긴 시간을 통해 그는 전보다 훨씬 단단하고 깊이 있는 의사가 되었다. 그리고 그의 주변에는 많은 의사들이 있는데 그를 보면서 늘 "당신은 꼭 한의사가 아닌 것 같다."는 소리를 자주

한다. 보통 한의원 원장이라고 하면 떠오르는 동양적인 이야기들만
으로 진료를 하지 않기 때문이다. 차용석 원장은 30년 전 대학에 입
학하면서부터 한의학을 전공했지만, 그가 대학에서 교육받은 한의
학으로는 현대인들에게 공감을 얻거나 그 우수성을 설득하기에는
많은 어려움이 있었다고 한다. 세상은 많이 변했고, 100년 전부터
전해 내려온 패러다임이나 우주론으로는 첨단 과학으로 설명하는
서양의학적 논리를 극복하기 힘들다는 것을 인식했기 때문이다. 한
의학적 치료와 접근은 여전히 유의미하고 중요하지만 현대인들의
논리와 지식을 만족시키기에는 부족하다고 느꼈다.

　그래서 차 원장은 이러한 막연함과 어려움을 극복하기 위해 대
체의학 · 기능의학, 카이로프랙틱 등을 연구하기 시작했다. 즉 서양
의학의 단점을 극복하기 위해서 선진국에서 개발되고 서양인들에
게 선호되는 이론과 치료법들에 오랫동안 관심을 가지고 배우기 시
작했다. 그래서 한의사들이 보기에는 그가 하는 방법들이 마치 서
양의학처럼 보이고 서양의학을 전공한 의사들의 눈에는 기존의 한
의학과는 다른 색다른 주장처럼 느껴져 차 원장이 유별난 한의사로
보였다.

　그럼에도 그는 자신만의 방식으로 꾸준히 공부하고 있고, 그 방
법들이 환자들에게 실제로 큰 도움이 된다는 것을 많은 경험을 통
해 알게 되었다. 차곡차곡 쌓인 그 사례들은 이제 그의 삶에 가장

큰 기쁨이 되어주고 있으며, 앞으로 더 많은 사람들을 치료하고 살려내는 데 바탕이 되어갈 것임을 믿는다. 차용석 원장은 한의학을 공부하면서 건강은 약물이나 수술로 지켜지는 것이 아니라 한의학에서 말하는 양생(養生), 즉 평소 건강한 몸과 정신을 유지하기 위한 노력을 지속적으로 해야 한다는 사실을 깨달았다. 그리고 이를 많은 환자들에게 강조한다. 한약은 양약과 달리 자연의 일부로써, 우리 역시 자연의 섭리를 벗어나 건강을 유지할 수 없다는 사실에 근거해 처방을 하고 그 약이 사람들을 치료하고 살리는 경험을 했을 때 가장 큰 보람을 느낀다고 한다.

'유별난 한의사'라는 별칭이 그는 싫지만은 않다. 그만큼 다방면으로 접근하고 더욱 깊이 있게 이 학문을 파고드는 사람이라는 뜻으로 그는 이해한다. 중요한 것은 이 방법으로 인해 더 많은 사람들이 건강을 되찾고 고통에서 벗어나는 것이니까. 그의 연구는 지금도 빛나고 있고 그 결과는 많은 사람들에게 행복이 되고 있다. '행복 찾기'라는 차 원장 한의원의 이름처럼 말이다.

갑상선은
나의 운명

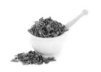

행복찾기한의원의 주요 치료 분야는 바로 '갑상선(갑상샘, thyroid gland) 질환'이다. 이렇게 말하면 대부분 "한의원에서 어떻게 갑상선을 고쳐요?"라며 놀라 묻는다. 아마도 차 원장이 가장 많이 들었던 질문일 것이다. 갑상선 기능 이상은 보통 호르몬의 과잉 또는 부족으로 생기는 질병이다. 한약으로 호르몬을 조절한다는 것이 쉽게 납득하기 힘들긴 하지만 그가 자신 있게 "저는 갑상선 질환을 치료하는 한의사입니다."라고 말하는 데는 특별한 이유가 있다. 바로 그 자신이 유경험자이기 때문이다.

"아내는 하시모토갑상선염, 저는 갑상선결절이었습니다."

자신이 갑상선을 치료하게 된 것은 어쩌면 운명이었을지도 모른다고 말하는 차 원장은 1센티미터가 넘는 양성 결절을 가진 환자였다. 게다가 자신에게 결절이 발견되기 전 아내가 하시모토갑상선염 환자였기 때문에 차 원장은 의도치 않게 이 분야에 대해 관심을 갖고 집중해야만 했다. 그의 아내는 결혼 후 3년이 지나서야 가까스로 첫 아이를 가질 수 있었다. 임신이 잘되지 않았던 이유를 돌이켜보면 아내는 만성적인 피로와 두통, 체중 조절과 식욕 조절의 어려움, 무기력증과 부종, 감정 조절의 어려움으로 고통을 호소했다. 옆에서 지켜보던 차 원장도 늘 안타까움을 느꼈다. 아내의 감정 조절의 어려움과 무기력증은 둘째를 낳은 후에 더욱 심해졌다. 이상하게 느낀 차 원장은 아내와 함께 병원을 찾았고 그것이 갑상선 이상으로 인한 문제라는 것을 알게 됐다.

단순히 갑상선호르몬의 수치가 정상이라고 해서 갑상선이 건강한 것이 아니라, 갑상선 저하 상태에서 이 모든 증상이 나타날 수 있다는 것을 알게 되었다. 실제로 갑상선의 기능을 회복시켜가는 과정을 통해 이러한 상태에서 벗어나는 것을 지켜볼 수 있었다. 그즈음 차 원장 자신에게도 갑상선에 혹이 있다는 것을 발견하게 됐다. 이런 경험으로 갑상선을 앓고 있는 사람들이 얼마나 초조한 마음인지, 또 여러 문제들로 얼마나 삶에 어려움을 겪고 있는지를 여실히 알게 됐다.

차 원장은 본격적으로 갑상선에 대해 연구하고 그와 관련된 질환을 전문으로 하는 병원으로 만들어가기 시작했다. 나아가 암과 면역에 관한 석사·박사 학위 논문을 쓰면서 그는 우리 몸의 방어 체계인 면역에 대해서 고민하게 되었다. 그리고 인간의 건강과 생명을 책임지는 최후의 보루는 '면역'이라는 사실을 다시 한 번 확인하면서, 자신의 분야에 더욱 확신을 갖고 사람들을 치료할 수 있게 되었다.

갑상선 기능 저하증(갑상샘 저하증)과 갑상선 기능 항진증(갑상샘 항진증)의 대부분 원인은 자가면역 질환인 하시모토갑상선염과 그레이브스병이다. 갑상선호르몬이 부족하면 갑상선호르몬을 처방하고 과다할 경우 항갑상선제를 처방해 수치만 조절해주는 방식의 치료는 결국 일시적인 효과만 보일 뿐이다. 수치는 정상화되어도 여전히 통증과 불편함으로 고통받는 환자의 고민은 해소해줄 수가 없다. 차 원장은 면역력을 강화하고 실제로 갑상선의 기능을 회복시킴으로써 근본적으로 문제를 해결해야 한다고 강조한다.

몸이
예전 같지 않다면

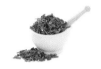

　한 환자가 차 원장을 찾아왔다. 두 아이의 엄마이며 40대 중반에 접어든 그녀는 극심한 피로와 생리불순, 감정 기복 등의 증상으로 고통받고 있었다. 피로회복제와 비타민으로 버텼지만 기억력이 감퇴하고 집중력이 떨어지는 데다 우울증까지 와서 여성전문병원을 갔는데 그곳에서 갑상선 기능 저하증이라는 진단을 받았다고 했다. 이후 호르몬제를 먹기 시작했는데 수치는 정상으로 돌아왔지만 증상은 나아지지 않았다. 몸이 피로한 것만이라도 좀 나아졌으면 했는데 차도가 없었다. 수치는 정상으로 돌아왔지만 생활이 불편하고 몸이 예전 같지 않았던 것은 전혀 해결이 되지 않자 막막했다. 고민은 점점 더 심해졌고, 결국 차 원장을 찾아오게 되었다.

앞에서도 한번 언급했지만 갑상선 기능에 이상이 생긴 경우에는 수치만 바로잡는다고 해서 문제가 나아지지 않는다. 면역 이상에 의한 갑상선 이상은 갑상선 기능 저하를 초래한 요인을 제거해야 한다. 즉 면역 체계부터 정상적으로 회복시키는 근본적인 치료가 필요하다. 그래서 차 원장은 갑상선호르몬을 조절해주는 약물 치료를 권하지 않고 면역 이상을 치료하는 방식으로 접근한다. 예를 들어 체질 면역 한약, 면역 해독 약침, 면역 영양 요법, 운동 요법 등의 치료법을 사용하게 된다. 환자의 체질과 증상에 맞게 이러한 치료법을 처방할 경우 증상이 호전될 수 있다고 한다.

행복찾기한의원은 이처럼 갑상선 질환을 치료하는 한의원이다. 특히 갑상선 기능 저하증과 항진증, 갑상선염, 하시모토갑상선염과 그레이브스병 그리고 갑상선 절제 수술 후 후유증 치료에 특화를 보인다. 갑상선 질환은 기능 이상과 갑상선에 생기는 혹, 종양, 암 등으로 구별되는데 갑상선 기능 이상, 즉 저하증이나 항진증, 특히 자가면역 질환인 하시모토갑상선염, 그레이브스병 그리고 갑상선 암 수술 후에 후유증이 심한 환자들이 주 치료 대상이다. 갑상선 기능 저하증과 갑상선 기능 항진증의 경우 다음과 같은 증상이 나타난다.

갑상선 기능 항진증

- 식욕이 비정상적으로 증가해도 체중은 오히려 감소한다.
- 심장이 빨리 뛴다.
- 가슴이 답답하고 숨쉬기가 힘들다.
- 이유 없이 불안하고 초조하다.
- 성격이 예민해지고 짜증이 나고 화를 잘 낸다.
- 더위를 잘 참지 못하고 땀을 많이 흘린다.
- 잠을 잘 이루지 못한다.
- 피부가 얇아진다.
- 임신이 잘되지 않거나 쉽게 유산된다.
- 안면 근육이나 손 근육이 잘 떨린다.
- 팔다리의 근육이 위축된다.
- 목 주위가 답답하고 이물감이 있으며 음식이나 물을 삼킬 때 통증을 느끼기도 한다.
- 안구가 충혈되고 심하면 돌출된다.
- 사물이 두 개로 보이는 복시 현상이 생긴다.

갑상선 기능 저하증

- 체중이 쉽게 증가하며 한번 증가한 체중은 잘 빠지지 않는다.
- 추위를 심하게 타고 손발이 차다.
- 저혈압이거나 맥박이 느리다.
- 늘 피로하다.

- 수면시간이 충분한 데도 늘 피곤하다.
- 머리카락과 손톱이 건조하고 잘 끊어진다.
- 머리카락이 잘 **빠**진다.
- 피부가 건조하고 트러블이 잘 생긴다.
- 목소리가 허스키하고 잘 쉰다.
- 전신에 근육통이나 관절통이 쉽게 생기거나 힘이 없다.
- 수근관증후군이나 족저근막염이 있다.
- 생리가 불순하다.
- 임신이 잘되지 않거나 쉽게 유산된다.
- 우울증이 있거나 감정 기복이 심하다.
- 성욕이 없다.
- 건망증이 심하거나 집중하기 힘들다.
- 기름진 음식을 많이 먹지 않는 데도 콜레스테롤 수치가 높다.
- 안구건조증이 있다.
- 목 안이 답답하고 무엇인가 걸린 느낌이 있다.
- 안구 주위, 얼굴, 손발이 자주 붓는다.
- 감기에 잘 걸리고 면역 기능이 저하된 느낌이 든다.

갑상선 기능 항진증은 갑상선호르몬(T4, T3)이 과다 생산되어 전신에 나타나는 모든 증상을 말한다. 호르몬의 생산이 많아지는 원인은 다양한데, 그중에서도 가장 큰 원인은 자가면역 질환인 그레이브스병이다. 그레이브스병과 갑상선 기능 항진증을 동일한 질병으로 생각하는 경우가 많은데 둘은 엄연히 다른 질병이다. 그레이브스병은 류마티스관절염과 같은 자가면역 질환의 일종으로, 면역세포가 갑상선을 비자기(non-self)로 오인하여 갑상선에 대해 자가면역항체를 만들어 공격하고 염증을 일으켜서 생긴다. 이 병은 갑상선호르몬을 계속 생산하게 만들어 결과적으로는 전신에 걸쳐 갑상선 기능 항진증을 일으킨다.

갑상선 기능 저하증은 요오드의 섭취 부족, 심한 스트레스, 임신과 출산 등으로 인해 일어난다. 그중에서도 주된 원인은 하시모토갑상선염이다. 병원에서는 혈액 검사를 통해 갑상선호르몬의 수치를 검사해 약물로 수치를 정상화시키는 처방을 하는 것이 대부분인데, 이렇게 해도 증상은 여전히 계속되는 경우가 많다. 갑상선 기능 저하증의 원인이 되는 면역 이상을 제대로 치료하지 못하기 때문이다. 이를 갑상선호르몬 저항성이라고 부른다. 갑상선호르몬 저항성은 자가면역항체가 갑상선의 기능을 방해함으로써 생긴다. 저하증의 대부분의 원인은 자가면역 질환인 하시모토갑상선염이다.

하시모토갑상선염은 제1차 세계대전 이전에 유럽에서 활동하던 일본인 의사가 처음 발견해서 붙인 이름이다. 하시모토갑상선염은 면역세포가 갑상선을 공격하는 자가면역항체를 만들어 갑상선호르몬의 생산을 방해해 갑상선 저하증이 오는 것을 말한다.

갑상선 기능 이상은 호르몬 질환이지만 이것은 결과일 뿐 발병 원인은 면역 이상과 스트레스, 잘못된 생활습관, 환경 독소, 유전적 소인 등 다양한 원인에 의해 발병된다. 그중에서도 면역 이상으로 면역체계가 갑상선을 공격해서 자가면역 질환인 하시모토갑상선염(저하증), 그레이브스병(항진증)의 발병 원인이 대부분이다. 갑상선 혹이나 결절, 종양, 암들 역시 모두 면역 저하나 면역 이상에 의해서 발생되게 된다. 결론적으로 모든 갑상선 질환의 발병 원인은 면역 이상이라고 할 수 있다. 다만 유전적 체질적 차이에 의해서 항진증이나 저하증 그리고 암 등은 다르게 발병한다고 볼 수 있다.

모든 갑상선 질환은 여성이 남성에 비해 5배 정도 빈번하게 일어나며, 40~50대 중년 여성들에게 주로 나타난다. 최근에는 20~30대 가임기 여성이나 스트레스가 많은 수험생들에게까지 확대되는 경향이 있다. 특히 여성은 출산과 폐경기 전후에 쉽게 발병하는데, 여성은 남성에 비해 호르몬의 변화가 심하고 스트레스에 약하며 운동 부족 등의 복합적인 요인이 원인이 되어 나타난다. 갑상선 기능 이상은 그 증상이 전신에 걸쳐 나타나고, 또 개인에 따라서 다르게 나타날 수 있어서 뚜렷하게 구분이 되지 않는 경우가 많다. 특히 저하증이 그러한데 만성피로, 우울감, 추위, 체중 증가, 근육피로나 근육통, 소화불량, 변비, 탈모, 부종 등이 증상으로 나타나면 이를 다른 질병으로 오인하기가 쉽다. 항진증의 경우는 저하증에 비해 비교적 쉽게 인지가 가능하다. 체중이 감소하고 평소에 땀을 많이 흘리고 더위를 많이 탄다거나 근육이나 손가락이 떨리고, 머리카락이 가늘어지고, 심장박동수가 증가하며 특히 안구가 충혈되고 건조하며 돌출되는 특징이 있다. 하지만 안구 증상은 50퍼센트의 항진증에만 나타난다.

또 암의 경우에는 초기(크기가 1센티미터 이하)에는 증상이 거의 없으며 대부분 우연히 건강검진, 그중에서도 초음파 검사를 통해서 발견되는 경우가 거의 전부이다. 즉, 크기가 2~3센티미터 이상으로 육안으로 구별되거나 촉진되기 전에는 증상이 거의 없다.

갑상선,
면역력을 키워야
고친다

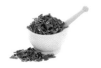

갑상선을 한방으로 치료한다고 하면 다들 놀라지만, 결코 호르몬제로 완치할 수 없는 질병이기에 한의학적 접근은 오히려 완치에 도움이 된다.

차 원장이 캐나다 토론토에서 개업하여 환자들을 치료할 때 일이다. 한 번은 중년의 현지 검사가 그를 찾아왔다. 그녀의 경우 서양의학의 신경과와 재활의학과에서도 치료를 포기한 만성적인 두통을 앓고 있었다. 두통으로 인한 고통과 불편함 때문에 생활에까지 영향을 받고 있었는데 차 원장의 치료로 깨끗하게 완치가 되었다. 차 원장은 증상이 아니라 두통의 발병 원인이 되는 면역 이상에 포커스를 맞추어서 치료하였기 때문에 가능했던 일이다. 이런 치료 방식으로 차 원장은 수십 년간 호르몬제를 복용하고도 증상이 전혀 호전되지 않던 갑상선 기능 저하증 환자에게 호르몬제 없이도 건강하게 살 수 있다는 것을 알게 해주기도 했다.

환자들 대부분은 양방병원에서 처방을 받고 약을 먹다가 찾아온 경우로 한방 치료에 대해 반신반의한다. 그러나 차 원장을 믿고 1개월 이상 꾸준히 따라오다 보면 그 증세가 호전되는 것을 보게 되고, 이후에는 모두 그를 믿고 완치될 때까지 함께한다. 이런 과정을 통해 때때로 불임 환자가 임신에 성공하기도 한다. 증세가 심각하던 환자들이 안정적인 상태로 회복이 될 때 차 원장은 큰 보람을 느낀다고 한다.

차 원장이 한 칼럼을 통해 갑상선 치료에 대해 이야기를 한 적이 있다. 여기에서 그 내용을 잠시 인용해볼까 한다.

"일반적으로 양약은 몇 시간이나 며칠 이내에 약효가 나타나며 약물에 대한 부작용 역시 그러하지만 한약은 치료 효과가 나타나는 데 상대적으로 많은 시간이 필요하다. 한약 자체가 천연물인 생약으로 호르몬에 직접적으로 작용하는 성분이 없으며 갑상선호르몬을 보충하거나 억제하는 것이 아니라 고장 난 갑상선 자체를 회복시키는 목적으로 투약하기 때문에 더욱더 그러하다. 항진증이든 저하증이든 갑상선 기능 이상은 어느 순간부터 갑상선호르몬이 정상

범위를 벗어나서 많아지거나 부족한 질환이다. 혈액검사로 호르몬의 과잉과 부족은 쉽게 알 수 있고 그 결과에 따라 부족한 호르몬을 보충해주거나 억제하는 약물을 투여하는 것은 쉽다. 또한 일정기간 약물을 복용한 후에 다시 혈액검사를 통해서 복용하는 약물의 양을 조절하는 것 역시 틀렸다고 할 수 없을 것이다."

차 원장은 어떤 질병이든 그 치료법이 세상에서 오직 유일하게 한 가지 방법만 존재한다고 믿지 않는다. 히말라야 정상에 도달하는 길이 한 가지만 있는 것이 아니듯 모든 갑상선 기능 항진증 환자들이 한방 치료를 받아야 한다고 주장하는 것도 아니다. 다만 환자의 상태와 치료 경과 등을 종합적으로 판단해서 최선의 선택을 하여야 하는 것이 필요하다고 생각한다. 다시 말해 항진증으로 진단받고 항갑상선제를 복용하여 단시간 내에 호르몬 수치가 정상으로 회복되고 동시에 건강을 회복한다면 굳이 한방 치료를 선택할 필요가 없다. 하지만 초기부터 양약 부작용이 있거나 양약으로 호르몬 수치나 증상이 잘 조절되지 않거나 호르몬 수치는 정상인데도 증상이 계속되거나 오히려 악화되는 경우라면 더욱이 호르몬의 증상 조절 실패로 수술이나 동위원소 치료를 해야 하는지 고민한다면 한방 치료를 고려해보는 것은 상식적인 일이다.

미국과 같은 선진국에서도 대체의학, 기능의학, 자연 요법, 영양 요법 등 기존의 약물로 잘 낫지 않는 갑상선 질환의 대안 치료는 다양하다. 국내에서의 이 같은 대안 치료로는 한의학이 가장 역사도 오래되고 검증된 치료법이라 할 것이다. 더욱이 갑상선 기증 항진증이나 저하증은 겉으로 보기에는 단순히 호르몬이 많거나 부족한 질병이지만 원인은 면역, 스트레스, 환경 독소 등 다양하다. 그중에서도 자가면역 질환인 하시모토갑상선염이나 그레이브스병이라는 사실을 기억한다면, 또한 현대의학에서는 이들 자가면역 질환을 치료할 방법이 없다는 사실을 인식한다면 보다 자연스럽게 한방 치료에 관심이 갈 것이라고 생각한다.

차 원장은 서양의학 치료는 고장 난 갑상선 그리고 면역 이상의 근본 원인을 치료하는 것이 아니므로 치료를 중단하거나 약물을 중단하면 재발한다고 말한다. 또한 하시모토갑상선염이나 그레이브스병은 자가면역 질환으로 자가면역 질환의 특징은 면역 이상을 제대로 치료하지 못하면 다른 자가면역 질환, 즉 류마티스, 루푸스, 크론병, 베체트병 등 다른 난치성 자가면역 질환으로 발전될 위험성이 높으므로 치료 후에도 평소 건강한 생활습관을 통해서 면역을 건강하게 관리하여야 한다고 강조한다.

무엇보다 우리의 몸은 우리가 먹는 음식에 의해서 매우 많은 영향을 받는다. 그래서 여기에 갑상선 질환에 필요한 좋은 음식 습관을 간단히 정리하려고 한다.

1) 채소와 과일을 충분히 먹는다.

건강을 유지하는 것은 물론, 만성 난치성 질환을 예방하고 치료하는
데 채소와 과일이 도움이 된다는 연구 결과는 무수히 많다. 몸에 좋다
고 알려진 한두 가지의 채소와 과일을 집중적으로 먹는 것이 아니라
여러 가지를 골고루 섭취하자. 그리고 채소에는 과일보다 섬유질이 풍

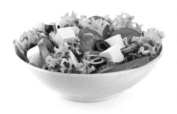

부하므로 맛보다 건강을 생각한다면
과일보다는 채소가 좋다. 과일은 과
하게 섭취할 경우 혈당 문제를 일으킬
수 있으니 주의하자.

2) 생선을 자주 먹는다.

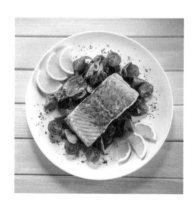

생선 기름에는 풍부한 오메가3가
있다. 특히 청정한 해역에서 자
라 해류를 타고 이동하는 작은 물
고기들이 수은에 오염이 덜된 편
이다. 고등어, 명태, 꽁치, 연어는
좋은 오메가3 공급원이다. 적어도
일주일에 2~3회는 생선을 먹는
것이 좋다.

3) 올리브유나 들기름을 사용한다.

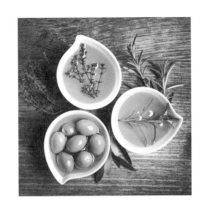

기름은 쉽게 맛이 변하고 산패하는 단점이 있다. 그래서 변하지 않고 오래 보관할 수 있도록 가공한다. 이렇게 변형된 식용기름은 면역체계를 혼란시키고 염증을 악화시킨다. 따라서 변형된 기름이 아닌 인류가 전통적으로 먹었던 신선한 식용기름을 먹는 것이 좋다.

4) 조금 부족한 듯 먹어 칼로리를 줄인다.

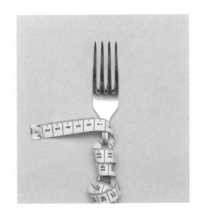

칼로리 섭취를 줄이면 염증을 촉진하는 물질의 생산도 줄어든다. 사냥개를 이용해 사냥을 하는 사람들은 사냥 전날 개를 굶긴다고 한다. 훨씬 전투적으로 되기 때문이다. 우리 몸의 면역체계도 비슷하다. 가끔 단식을 하고 하루 8시간 정도는 장을 비워보자. 배가 고플 때만 음식을 먹고 늘 약간 부족한 듯 먹으면 면역체계를 강력하게 유지할 수 있다.

5) 증상을 일으키는 음식은 피한다.

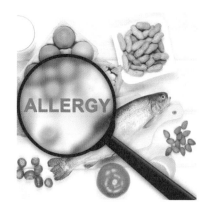

특정한 음식에 거부감이 생기거나 어떤 음식을 먹을 때마다 알 수 없는 증상이 생긴다면 중단하자. 이러한 음식은 염증을 일으키고 내분비계를 교란하는 음식일 수 있다. 이런 음식들은 사람마다 다르게 나타나니 스스로 잘 체크해야 한다.

6) 커피보다는 녹차를 마신다.

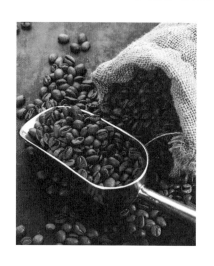

커피에는 카페인이 다량 함유되어 있고 미네랄은 거의 없다. 카페인은 일시적으로 부신을 자극해 활력을 느끼게 하지만 효과는 일시적일 뿐이다. 가끔 마시는 것은 좋지만 습관이 되면 좋지 않다.

반면 녹차는 식물의 잎으로 만들어 심장의 열을 내리고 두뇌를 맑게 한다. 녹차에는 비타민과 무기질 등 다양한 유효성분이 많은데 그중에서도 항산화 효과와 염증을 억제하는 카테킨이 있어 심장병을 예방할 수 있다. 보이차 등도 꾸준하게 마시면 염증을 억제하고 두뇌를 맑게 하며 스트레스를 줄여준다.

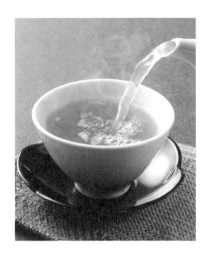

앞으로
남은
이야기

　　"꼭 낫게 해주세요."라며 갈급함을 호소하며 찾아왔지만, 정작 서양의학과 다른 방식으로 치료에 접근할 때면 환자들이 거부감을 표할 때가 있다. 차 원장은 그럴 때면 참 안타까움을 느낀다. 현재 난치성 질환의 치료에 있어 한의학적인 치료법이 더 효과적인 경우가 많은 데도, 서양의학의 치료 철학과 치료법에 익숙한 환자들이 이러한 사실에 의구심을 갖고 근거 없이 비난하거나 거부하기도 한다. 차 원장은 그럴 때면 많은 성공 케이스들을 널리 알리며, 한의학적인 접근이 얼마나 뛰어난지에 대해 더욱 이야기하고 싶어지게 된다. 어쩌면 '갑상선'과 운명처럼 만나 이 분야에 선구자가 된 자신이 가져야 할 사명일지도 모른다고 차 원장은 이야기한다.

그리고 앞으로 한의사가 되려고 하는 후배들에게 새로운 지식과 정보를 습득하고 힘닿는 데까지 서양의학과 대체의학 등 최신 의학을 배우기 위해 노력하라고 강조한다. 현대의학의 패러다임은 이미 바뀌고 있으며 이는 미래의학의 방향이기도 하기 때문이다. 비단 후배뿐 아니라 모든 한의사들에게 해당하는 이야기이겠지만, 항상 역지사지의 심정으로 환자의 고민과 고통에 공감하고 그들의 아픔에 귀를 기울이려는 노력을 하라고도 조언한다. 늘 환자를 생각하고 아픔을 경험해본 사람으로서 할 수 있는 따뜻한 충고다.

차용석 원장은 환자의 아픔을 나의 아픔으로 생각하고 최대한 자신의 지식을 이용하여 환자의 고통을 덜어주는 것이 의사의 사명이라고 말한다. 그중에서도 서양의학으로 잘 낫지 않거나 오히려 악화된 경우, 수많은 고민을 짊어진 환자들에게 자연친화적인 한의학을 소개하고 한의학적 치료법으로 보다 효과적이고 신속하게 환자의 질병을 치료하는 것이 자신의 할 일이라고 말이다.

방송 등에 자주 나오는 의사, 최신 의료기기나 검사법을 권하는 것, 최근에 개발된 값비싼 약을 처방하는 것, 거대 병원에서 매일 진료하고 수술하는 환자수가 많음을 내세우는 것에 차 원장은 반대한다. 하루에 100명 이상을 진료하게 되면 의사도 사람인지라 그 진료의 질이 떨어질 수밖에 없다. 환자 한 사람 한 사람을 세심하게 진료하기가 어렵게 된다. 좋은 의사란 환자를 많이 보거나 값비싼 검사나 치료를 하는 사람이 아니라 장기적인 관점에서 어떤 치료가 부작용을 최소로 줄일 수 있는지를 고민하는 사람이라고 생각한다. 또한 공격적인 치료보다는 환자의 고유의 치유력을 최대한 발휘하도록 해주어야 한다고 말한다. 과도한 약물보다는 음식이나 생활습관 등을 통해 질병을 예방하고 치료하고 관리하는 데 관심을 두는 의사로 더욱 성장하고 싶다는 것이 그의 꿈이다.

갑상선 질환은 서양의학의 프로토콜에 의해서 처방약을 꾸준히 또는 평생 복용하거나 수술이나 동위원소 치료로만 치료된다고 생각하는 것이 보편적이다. 하지만 실제로 많은 환자들은 현재의 서양의학적 치료로 회복되지 않거나 만족하지 못하고 불필요하게 삶의 질이 저하된 상태로 살아가고 있다. 그러나 현재의 치료가 전부인 것으로 생각하는 환자들이 대부분이기에 더욱 안타깝다. 차용석 원장은 갑상선 환자 모두가 우선적으로 한방 치료를 받아야 한다고 주장하지 않는다. 그러나 서양의학적 치료법으로 호전되지 않는 많은 갑상선 질환은 한의학적 치료법이 효과적인 경우가 많다는 사실을 널리 알리고 싶다고 한다. 불필요하게 삶의 질이 저하된 상태에서 벗어나지 못하는 많은 갑상선 환자들에게 현대의학의 치료 대안으로서의 한의학적 치료법을 소개하고 근시안적인 대증요법 위주의 치료가 아닌 한의학적 치료법으로 건강을 찾아주고 싶다고.

그의 진심이 담긴 이 바람만으로도 그는 이미 명의라는 사실이 느껴진다. 한 사람 한 사람과 교감하며 고통을 나누고, 병을 치료해 나가는 차용석 원장. 향후 전 세계로 그의 치료법이 전파되고 많은 사람들이 고통에서 벗어날 수 있게 되기를 함께 응원해본다.

건 선 · 아 토 피 클 리 닉

경 희 신 창 한 의 원

- 경희대학교 한의과대학 임상교육 협력기관

약 력

- 경희대학교 한의과대학 졸업
- 한국과학기술연구원(KIST) 박사학위 과정 이수
- 경희대학교 한의과대학원 한의학박사 학위 취득
- 세명대학교 한의과대학 겸임교수 역임
- 한림대학교 의과대학 외래교수 역임
- 경희대한의대 총동문회 상임부회장 역임
- 경희대학교 한의과대학 외래교수 역임
- 국방FM 〈Friends FM이 좋다〉 한방건강 상담위원 역임

논 문

- 2007년 전국한의학학술대회 논문 발표
  [화식면역요법을 이용한 아토피성 피부염의 치료]
- 2009년 대한한방소아과학회지 [Vol.23 No.3]
- 2012년 국제동양학술대회 논문 발표 [The Effects of Traditional
  Herbal Medicine on Atopic Dermatitis in Korean Population]

기 타

- 저서 《아토피 완전정복》《건선 완전정복》
- 홈페이지 www.scdoctors.net
- 카페 아토피학교, 선이나라

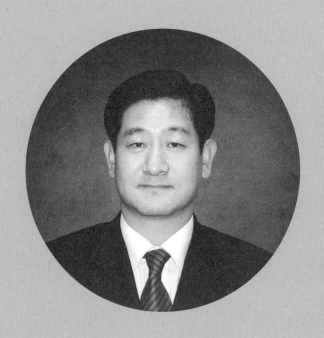

건선·아토피의
치료 정복은
기적이 아니다

윤종성 한의학박사 | 경희신창한의원 대표원장 · 강남점 원장

법학도의 꿈이
한의사의 길로
바뀌다

"저는 법관이 될 것입니다."

타고난 성격 자체가 문과(文科)적이었다는 윤종성 원장은 학창시절 법학도를 꿈꾸었다. 하지만 상황은 녹록지 않았다. 윤 원장이 한창 진로를 고민하던 고등학교 2학년 시절은 1970년대 후반으로 유신정권 시대였다. 삼촌이 6.25 전쟁 때 의용군으로 북으로 넘어간 상황이라 그의 집안은 연좌제에 분류되어 공무원이 되기가 어려웠다. 법관이 될 수 없다는 것을 알게 되자 교사가 되려고 했지만 이역시 쉽지 않을 거라는 이야기에 진로의 방향을 모두 포기해야 했다. 어린 나이에 겪게 된 이른 좌절이었다. 뚜렷한 꿈의 방향성이 있음에도 그 길을 걸을 수 없다는 것을 알게 된 윤 원장은 남의 눈

치를 보지 않고 홀로 걸어갈 수 있는 전문직을 찾고 싶었다. 집안 형편이 넉넉하지 못했기 때문에 가능하면 졸업 후 빨리 직업을 갖는 것도 고려해 그가 선택한 길은 한의학도였다. 청년의 꿈이 바뀌고 그는 어느덧 자연스럽게 한의대에 진학해 그 길을 걷게 된 셈이다.

1987년 경희대학교 한의과대학을 졸업하고 선배가 진료하던 경희신창한의원을 이어받아 1991년부터 진료를 시작했다. 그리고 30년이 다 되어가는 지금에 이르기까지 변함없는 모습으로 환자를 돌보다보니 그는 어느새 신뢰받는 한의사로 성장한 모습이 되었다. "질병이란 무엇인가?" 스스로에게 이 화두를 던지며 근원적인 답과 치료의 방향을 놓고 지금도 끊임없이 고민하고 연구하는 중이다. 인간의 몸과 마음에 대한 연구에 날이 새는지도 모를 정도인 그를 보면 한의사로서의 길이 운명처럼 정해져 있었는지도 모르겠다.

수많은 환자들을 치료해왔지만 윤 원장이 자신의 치료법에 더욱 확신을 가지게 된 계기가 있다. 다름 아닌 자신의 딸아이를 치료한 일이다. 18개월 된 딸이 다리가 O형으로 무릎이 벌어져(일명 'O다리') 무척 마음이 아팠던 그는 아이를 데리고 대학병원을 찾아가 온갖 검사를 다했다. 하지만 이상이 없다는 진단만 나왔고 치료 방법은 교정기밖에 없다는 이야기를 들었다. 어쩔 수 없이 아이가 잠을 잘 때 무릎을 펴서 다리에 교정기를 채웠지만 잠결에 조금이라도 움직이면 아이가 잠에서 깨버리는 탓에 이 방법도 오래가지 못했다.

'내가 한번 해보자.' 윤 원장은 딸의 문제를 직접 살피기 시작했다. 윤 원장은 딸이 다른 또래들에 비해 이른 시기인 9개월 즈음부터 걷기 시작한 것에 원인이 있다고 생각하게 되었다. 다리의 형태가 온전히 잡히기 전에 걷기 시작해서 다리가 굽는 현상이 나타났다고 판단했다. 윤종성 원장은 뼈를 강화시키는 약재에 녹용을 넣어 딸에게 1달에 1제(20첩, 성인의 15일 복용량)를 먹이기 시작했다. 한의사를 하면서 매번 느끼지만, 어떤 환자도 같은 사례가 될 수 없기 때문에 자신의 판단과 처방이 맞을지를 매순간 고민하고 신중을 기해야 한다. 딸이 나아지기를 간절한 바랐지만 100퍼센트 확신이라는 건 있을 수 없는 상태였다. 그렇게 4개월이 흘렀다. 그리고 기적처럼 딸아이의 다리가 조금씩 펴지기 시작했다. 그리고 6개월 동안 6제(120첩)를 먹고 딸아이의 다리가 곧게 펴졌다. 한의사로서도 큰 보람을 느꼈지만 아빠로서도 큰 기쁨을 느꼈다며 이야기를 하는 그의 모습에서 순수함이 느껴졌다. 그는 이 이야기를 들려주며 '어릴 때 녹용을 많이 먹으면 머리가 나빠진다.'는 속설은 사실이 아니라고도 덧붙였다. 녹용을 넣어 달인 한약을 먹었던 딸은 건강하게 자라 서울대에 진학해 열심히 공부했다면서 말이다. 그렇게 딸을 치료한 경험은 그에게 치료에 대한 확신도 주었으며 환자를 가족처럼 대하자는 마음도 더 깊게 해주었다고 한다.

지긋지긋한
아토피,
치료가 가능한 걸까요

"아토피 때문에 미칠 것 같아요. 보이는 자국 때문에 콤플렉스가 생겼고, 가렵고 불편해서 일상생활이 힘들어요."

치료가 어렵고 일상생활에 상당히 영향을 끼치기 때문에 현대인들에게 아토피는 단순히 피부가 가려운 병 정도로 여겨지지 않는다. 아토피는 보통 아이들에게 주로 나타난다고 생각하기 쉽지만 성인 환자들도 많은 데다 그 증상도 천차만별이며, 점점 늘어나는 추세이다. 실제로 아토피의 고통으로 윤 원장을 찾아오는 환자들도 더 늘어나고 있다.

아토피 치료가 힘들다고 하는 것은 뚜렷한 원인을 특정하여 찾기가 어렵기 때문이다. 원인을 안다면 그것을 고치거나 제거하면 된다. 아토피는 크게 유전과 환경, 음식을 통해 발병한다고 할 수 있다. 때문에 윤 원장은 그 부분을 개선하도록 하고 경희신창한의원의 고유 처방인 '윤피청'을 처방해 치료한다.

'윤 박사님'이라 불리는 윤종성 원장은 아토피, 건선, 습진, 양진, 수족각화증, 수포성 표피박리증과 같은 난치성 자가면역 질환 전문가다. 아토피는 가려움과 각질, 진물 등의 증세가 나타난다. 건선은 각질이 쌓이는 형태로 증세가 나타나고, 양진은 모기가 물린 듯 증세를 보이지만 가려움증이 그보다 심하다. 수족각화증은 손과 발에 각질이 두텁게 생겨 갈라지는 증세를 보인다. 수포성 표피박리증은 피부에 수포가 생성되는 것이 주요 증세다. 이러한 증세에 대해 제대로 된 지식이 없는 경우에 단순한 피부병으로 잘못 판단해 질환을 더 심화시키는 경우가 많다. 조금이라도 이상한 증상이 나타났을 때에는 반드시 의사를 찾아서 치료를 시작해야 한다. 비슷한 증세라도 다른 질환일 수 있고 거기에 맞춰 치료도 다르게 해야 한다.

인터넷 검색만으로도 정보가 쏟아지니 잘못된 정보로 환자가 혼란을 겪는 경우도 많다. 양방과 한방 그리고 민간요법까지 동원해 치료하다 상태가 더 악화돼서야 윤 원장을 찾아오는 환자가 수두룩하다. 아토피란 인체의 면역 기능이 교란되어 발병한다. 때문에 그 부분을 바로잡아주는 치료가 무엇보다 중요하다. 아토피는 완치가 어렵다는 말에 윤 원장은 '희망이 있다.'고 답한다. 잘못된 부분을 바로잡아준다면 반드시 증세가 호전된다고 한다. 그는 자신의 저서들을 통해 아토피와 건선에 대한 치료법과 원인에 대해 이야기해왔고, 지금도 수많은 환자들과 만나면서 다양한 증상과 치료에 대해서 연구를 거듭하고 있다. 이 책에서는 그중 중요한 부분들을 요약하여 정리하려고 한다.

유전, 환경, 음식을
개선하면
분명 치료할 수 있다

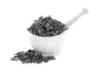

　윤종성 원장이 이끄는 경희신창한의원의 주된 치료 질병은 난치성 자가면역 질환이다. 자가면역 질환이란 면역 기능의 교란으로 나타나는 아토피와 같은 질환을 말한다. 아토피는 알레르기와 혼동하는 경우가 많다. 피부의 과민 반응으로 가려움증으로 고통받는다는 점은 유사하지만 아토피는 특정 자극 물질이 아닌 거의 모든 물질에 반응한다. 인체의 피부 부위는 겉으로 드러나는 부분만 피부가 아니다. 입과 항문을 통해 피부와 연결된 소화기관(식도, 위, 소장, 대장, 항문)의 내부 점막까지 모두 피부이며, 코를 통한 기도와 폐 조직 역시 모두 피부이다. 그리고 눈을 통한 눈 안쪽과 귀를 통한 고막까지도 모두 피부라고 봐야 한다. 따라서 알레르기가 눈으로 발현하면 알레르기성 결막염이 되고, 코나 기관지로 발현하면 알레르기성 비염이나 천식이 되며, 입이나 항문을 통해 소화기관으로 발현하면두드러기나 소화장애 및 배변장애가 되는 셈이다. 아토피와 알레르기는 그 원인이나 증상이 다르므로 치료 과정도 다르다. 증상의 경중을 논하자면 아토피가 훨씬 중증이고, 따라서 아토피가 치료되면 대개 알레르기 질환도 함께 치료된다.

유전과 환경, 음식 이 세 가지 요인이 복합적으로 작용하여 면역 기능 질환이 발병하는데, 윤종성 원장은 좀 더 근본적으로 보았을 때 환자 개인의 면역 기능의 상태도 크게 작용한다고 말한다. 유전 · 환경 · 음식만이 원인이 된다면 한 집에 살고 있는 가족 모두에게 같은 질환이 나타나야 하는데 그렇지 않기 때문이다. 같은 형제자매에게도 다른 증상이 나타나는 경우가 많고 발병의 여부도 달라지는 것을 보면 근본적인 발병 원인은 환자 개개인에게 있다는 것이 윤 원장의 견해다. 또한 여기에 현대인이 받는 스트레스도 덧붙인다. 스트레스는 '만병의 근원'이라고도 불릴 정도로 질병 원인의 큰 요인으로 작용한다.

난치성, 즉 치료가 까다롭고 완치가 어려운 자가면역 질환 중에서도 윤종성 원장이 가장 많이 치료하는 것이 아토피와 건선이다.

"환절기만 되면 아토피가 재발해요."

"스트레스를 받은 탓인지 다시 건선이 생겼어요."

"병원에서 처방을 받아서 치료하는 데도 나아지지 않아요."

아마 주변에서 이런 이야기를 많이 들어보았을 것이다. 그만큼 이제는 흔하게 나타나는 현대인의 질병이 되었다는 뜻이기도 하다. 식습관의 변화와 환경의 변화 등 모든 것이 원인이 되어 이러한 병이 많이 나타나게 되었다. 아토피 환자의 경우 유아, 소아, 청소년 등이 대부분이었지만 요즘은 성인 아토피 환자 역시 증가하는 추세다. 가려움과 각질, 진물 상처 등이 공통적인 증상이다. 얼굴이나 드러나는 몸 부위에 증상이 나타날 경우 콤플렉스로 작용하고 일상의 불편함을 겪기 때문에 더욱 고통스러운 질환이다. 그리고 아이들처럼 스스로 컨트롤이 힘든 경우 증세가 더욱 악화될 수도 있어서 부모들의 고민이 크다.

아토피는 일단 발병하면 피부과나 소아과에서 스테로이드제로 치료하는 것이 우선시된다. 하지만 치료가 되지 않고, 오히려 면역 기능이 교란되어 증세가 전신으로 더욱 악화되기 일쑤다. 뿐만 아니라 극심한 태선화와 진물로 고생하게 된다. 스테로이드제로 호전이 되지 않으면 사이폴-엔 같은 면역억제제를 사용하게 되는데 이러면 더욱 증상이 악화된다. 급한 마음에 병원을 찾아가 처방을 받아오지만 상태는 점점 나빠질 수밖에 없다. 윤 원장을 찾아온 사람들은 왜 피부과 등의 병원에서 알려준 대로 약을 열심히 발랐는데도 증세가 더욱 심각해졌냐며 답답해한다. 윤 원장은 그들에게 스테로이드제로 하는 치료가 어떻게 증상을 악화시킬 수밖에 없는지에 대해 충분히 설명하고, 더는 그 치료법에 의존하지 않도록 하는데 각별히 신경을 쓰고 있다.

건선은 아이보다는 건성피부인 성인에게 더 많이 나타나며 가려움은 심하지 않은 편이다. 발병하면 양방에서 비타민D 유도체인 다이보넥스와 1등급 스테로이드인 더모베이트를 혼합한 다이보베트로 치료한다. 그러나 아토피처럼 이 역시 치료는 요원하다. 다이보베트로 치료가 안 되면 광선치료를 받게 되는데, 광선치료를 받게 되면 건선 부위에 검게 그을린 것처럼 얼룩이 생긴다. 때때로 얼룩이 생기는 것을 감수하고라도 치료를 받겠다고 하지만 이는 더 나은 방향이라고 볼 수 없다. 치료한 자리에 건선 각질이 그대로 올라오며 이것이 점차 온몸으로 번지게 될 수 있기 때문이다.

아토피, 건선의
완전정복은
기적이 아니다

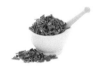

"아토피를 치료하려고 집 한 채 돈을 썼어요."

때때로 윤종성 원장을 찾아오는 사람들 중에는 치료를 하느라 1억 원을 썼다거나 집을 팔았다는 사람도 있다. 그렇게 많은 돈을 들여 치료해서 아토피가 완치되었다면 다행이지만 그렇지 못한 경우가 많다. 안타깝게도 성인 아토피의 경우에는 손쓸 방법이 없어 막연히 증세가 나아지길 기다리는 사람들도 많다. 자신에게 맞지 않는 치료법으로 돈과 시간을 흘려보내고 효과 없이 몸과 마음에 상처만 입게 되는 경우가 적지 않다. 윤종성 원장을 찾아오는 환자들 중에도 이런 경우가 상당하다. 때문에 그는 책과 여러 매체를 통해서 치료의 올바른 방향을 제시하는 데 힘을 쏟고 있다.

윤종성 원장은 아토피나 건선이 생겼다고 해서 몸에 연고나 크림 같은 외용제를 발라서는 잘 치료되지 않는다고 한다. 몸이 건조해지면 가려움이 심해지므로 보조적으로 보습제를 사용하기를 권한다. 그가 개발한 윤피청은 《동의보감》이나 《사상의학》에 기록되지 않은 처방으로 '피부질환 개선용 조성물'로써 2개의 특허를 보유 중이다. 윤피청은 남녀노소나 체질에 관계없이 복용이 가능하며, 호전 정도에 따라 복용량을 줄여가지만 처음부터 완치 때까지 쭉 복용한다는 특별함을 가진다.

아토피나 건선은 서양의학으로도 원인이 밝혀지지 않은 질병이다. 스테로이드제와 가려움 완화 목적으로 쓰이는 항히스타민제에 의존하고 있을 뿐 확실한 치료약이 없는 실정이다. 따라서 이 분야는 '한방의 블루오션'이라 할 수 있다.

윤종성 원장의 처방으로 질환을 치료한 환자들의 이야기도 특별하다. 충북 출신으로 서울에서 대학을 다니던 21세 김 양은 아토피가 중증으로 발병하고 1년이 지난 상태에서 윤 원장을 찾아왔다. 김 양의 아토피는 전신에 발병한 상태로 매우 악화되어 있었으며 스테로이드 연고를 도포하고 있는 상황이었다. 김 양은 윤 원장에게 치료를 받던 중 미국으로 유학을 떠났다. 윤종성 원장은 윤피청을 2개월분씩 미국으로 보내며 치료를 이어나갔다. 단기간의 치료는 아니었지만 놀랍게도 그녀의 증세는 점점 나아졌다. 그런데 유독 김 양의 얼굴과 눈 주위의 진물은 나아지지 않았다. 알고 보니 중·고등학생 시절부터 결막염 때문에 안약을 계속 사용했다고 했다. 주로 0.1퍼센트의 덱사메타손 성분이 들어 있는 스테로이드제를 외용으로 사용했던 것이 영향을 미쳤던 것이었다. 현재 그녀는 매우 건강한 상태로 유학을 마치고 네덜란드에서 직장을 다니고 있다. 깨끗해진 피부로 불편함 없이 지내는 김 양의 모습을 보면 윤 원장이 더 기쁘다고 한다.

　과정이 순탄하고 치료에 협조적인 환자만 있는 것은 아니다. 태어나면서부터 아토피가 있던 19세의 박 군은 나름대로 관리를 잘해온 덕에 다른 부위는 괜찮았지만 목과 팔오금에 증세가 심했다. 목과 팔오금에 태선화와 암화 상태가 매우 두터웠던 박 군은 해보지 않은 치료가 없었다고 했다. 윤 원장을 찾아왔을 당시 양방의 스테로이드제를 내복과 외용으로 겸하고 있었다. 그리고 고기를 좋아하는 식습관을 갖고 있었다. 박 군은 과거 한 한의원에서 치료를 받았을 때 안 좋은 기억이 있어 한의원에 찾아오는 것을 많이 망설였다고 말했다. 윤 원장은 박 군이 처음 진료를 온 날 치료 과정과 주의해야 할 것들에 대해 1시간가량 설명해주었다고 한다. 그런데 박 군은 머리를 푹 숙인 채 대답을 한 번도 하지 않았다. 윤 원장 역시 이제야 하는 고백이지만 당시에는 이렇게 불성실한 환자를 치료해야 한다는 것에 속이 끓었단다.

　치료를 시작하고 2주가 지났다. 과거에 치료했던 방법은 왜 효과가 없었는지에 대한 박 군의 질문이 너무 많은 탓에 10분이면 끝날 재진은 30분~1시간씩 소요되곤 했다. 7개월의 시간이 흐르고 피부 상태는 많이 호전되었다. 하지만 박 군이 피로감을 너무 많이 느껴 간기능검사를 했는데 결과가 나쁘게 나왔다. 박 군은 한약 때문에 간이 나빠진 것이라며 따지는 것이 아닌가. 윤 원장은 그를 내원시켜 직접 검사를 해보았다. 검사 결과 GOT가 38, GPT가 96으로 높은 수치를 보였다. 초진을 했을 때에 간 기능을 체크하지 않았던 윤 원장의 불찰이었다. 윤피청으로 간수치가 높아진 적은 없었기에 윤 원장은 일단 3개월간 복용을 중단하고 다시 내원 치료를 받길 권했다. 3개월 후, 다시 내원하여 혈액검사를 했더니 GOT가 18, GPT가 15로 정상이었다. 이후부터는 간 기능을 체크해 가며 치료를 계속하기로 하고 1년이라는 시간을 들여 완치에 성공했다.

　"원장님 덕분에 제 삶이 바뀌었어요."

　까다로운 환자이긴 했지만 완치가 되자 박 군은 진심으로 감사해했다. 어머니와 함께 떡을 만들어 인천에서 강남까지 지하철로 가져오는 정성까지 보였다. 박 군 어머니의 말에 따르면 아들의 몸 상태와 기분에 따라 집안 분위기가 엉망이었고 그런 상태가 20여 년이나 계속되고 있었다고 한다. 윤 원장 덕분에 집안 분위기도 달라진 셈이다. 박 군은 이후 군 생활 중에도 윤 원장을 찾아왔고 그 후에는 해외로 선교활동을 나가 봉사를 하는 등 멋지게 살아가고 있다는 소식을 전해왔다. 쉽지 않은 과정이었지만 윤 원장 또한 배우고 성장한 계기였다고 한다.

25세의 초등학교 교사인 김 씨는 얼굴과 전신에 건선이 산재되어 있었다. 그녀는 6년 전에 발병해서 광선치료와 다이보베트 연고로 관리를 해왔는데 더 이상 효과가 없었다. 그러던 중 인터넷 검색으로 윤종성 원장을 알게 돼 찾아오게 됐다고 했다. 김 씨는 밀가루 음식을 좋아하고, 소화가 잘 안 되며 땀이 많았다. 호흡기 질환(감기)이 잦았으며 알레르기성 비염을 달고 산다고 했다. 윤 원장은 김 씨에게 광선치료와 다이보베트 사용을 중지할 것을 권하고 윤피청만으로 치료를 시작했다.

치료를 시작하고 2주 후, 얼굴과 전신에 건선이 어마어마하게 나게 되어 일주일간 휴가를 내고 치료를 진행하게 됐다. 다이보베트로 억눌렸던 건선이 모두 드러나게 되어 나타난 증상이었다. 그렇게 억눌렸던 모든 건선이 드러난 이후 한 주 한 주가 지날수록 빠른 호전을 보였다. 그렇게 4개월이 지나고 김 씨의 건선은 거의 완치됐다. 하지만 중증의 건선은 증상이 사라진 후에도 심했던 부위에서 자잘한 물방울 건선이 한동안 생성과 소멸을 반복하기에 추가적인 치료기간이 소요됐다. 김 씨의 건선이 워낙 중증이었던 탓에 치료는 1년간 지속되어 완치에 성공했다. 그렇게 건선을 완치하고 한 달 뒤, 그녀는 행복한 얼굴로 윤 원장에게 결혼 소식을 전했다고 한다.

캐나다로 이민 가서 살고 있는 한 젊은 부부도 기억에 남는다. 윤종성 원장을 찾아온 부부 사이에는 다섯 살짜리 아이가 있었는데, 아이의 아토피가 낫지 않자 윤 원장에게 아이의 치료를 부탁하기 위해 국내로 들어왔다고 했다. 아이의 엄마는 둘째를 임신해 만삭의 몸이었음에도 아이의 치료를 위해 그를 찾아온 것이다. 아이의 치료를 시작하고, 치료가 진행되는 중에 아이의 엄마는 출산을 했다. 그런데 산후조리를 하는 도중에 생후 1개월도 채 안 된 아이에게도 아토피가 발병했다. 결국 윤 원장은 둘째아이의 치료까지 함께 시작하게 되었다.

두 아이의 증세 때문에 부모의 속은 타들어가는 심정이었다. 캐나다에서 임신까지 한 몸으로 윤 원장을 찾아온 것을 보면 그 간절함이 더욱 느껴져 윤 원장은 열과 성을 다할 수밖에 없었다. 윤 원장 또한 두 아이가 건강한 모습으로 돌아갈 수 있게 되기를 바랐다. 그러한 마음이 잘 전달되었는지 치료 끝에 두 아이 모두 아토피를 완치할 수 있었다. 아이들의 치료를 마치고 캐나다로 돌아갈 때가 되자 아이의 엄마는 여유분으로 1개월분의 윤피청을 가져갔다. 한참의 시간이 흐른 뒤, 병원으로 한 통의 편지가 날아왔다. 삐뚤빼뚤 알아보기 힘든 글자였지만 아이가 쓴 감사의 편지를 보자, 아이들을 치료했던 과정들이 떠오르며 자신도 모르게 미소 짓게 되었다는 윤 원장. 환자를 완치시키고 이런 편지를 받을 때는 한의사로서 이루 말할 수 없는 행복을 느낀다고 했다.

화식면역요법에
따른
아토피 치료

'화식면역요법'은 아토피, 건선, 태열, 습진, 수족각화증, 양진, 수포성 표피박리증 등 난치성 피부 질환에 효과가 높은 경희신창한의원만의 아토피 치료법이다. 아토피의 수많은 원인 중 유전과 환경적인 요소는 조절하기 어렵지만 먹는 음식은 조절이 가능하다. 그래서 깨끗하고 좋은 음식을 섭취해서 면역력을 정상적으로 조절하여 자가면역 질환을 치료하는 것이 화식면역요법이라 할 수 있다. 오장육부의 기능이 정상적이지 못한 상태에서 외부에 바르는 연고로 치료를 진행하는 것은 올바른 치료가 될 수 없다고 윤 원장은 강조한다. 오장육부의 기능이 정상적으로 작동하면 면역력이 조절되어 자연적으로 병이 치료되고, 아토피가 근원적으로 낫는다고 보는 것이 그의 관점이다.

교란된 인체의 면역 기능을 조절하여 아토피를 치료하는 방법인 화식면역요법은 한약, 외용제, 화식식이요법의 세 가지 요소를 복합적으로 처방해 관리한다. 먼저 윤피청은 장기간 복용 시에도 결코 부작용이 없이 안전하게 복용할 수 있는 순하고 무해한 천연면역제제이면서 강력하고 빠른 효과를 낸다. 그리고 화식식이요법은 모든 음식을 기본적으로 익혀 먹는 것을 원칙으로, 본인의 체질에 맞지 않는 음식을 먹지 않음으로써 몸의 면역력이 다시 교란되는 것을 방지한다. 치료기간 동안 음식에서 오는 악화 요인을 최대한 제거하여 치료에 도움을 준다. 여기에 무독성의 저자극 외용제로 피부의 가려움증이나 상처 등을 돌본다. 화식면역요법은 세 가지가 유기적으로 조화를 이루며 인체의 약해진 면역 기능을 증강시킴으로써 손상된 아토피 피부를 신속하게 재생시킨다.

아토피는 궁극적으로 피부에서 땀이 나고 솜털이 자라는 상태가 되어야 치료되었다고 볼 수 있다. 그리고 화식식이요법은 치료기간에만 적용되며, 피부가 어느 정도 재생되면 금지했던 음식물을 하나씩 먹어가며 최종적으로 모든 음식을 먹어도 아토피가 발생하지 않아야 비로소 '완치되었다.'고 본다.

윤종성 원장은 아토피의 치료에는 3단계의 목표가 있다고 설명한다. 1차 목표는 스테로이드 사용을 중지하는 것, 2차 목표는 피부가 회복되어 부드럽고 뽀얀 살색으로 돌아오는 것, 3차 목표는 모든 음식을 먹어도 아토피가 발생하지 않는 것이다.

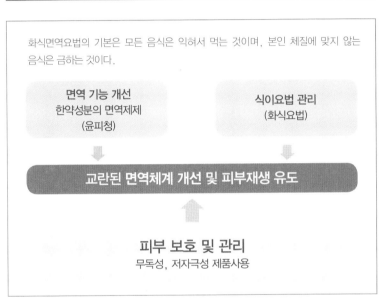

화식면역요법의 3요소

화식면역요법의 기본은 모든 음식은 익혀서 먹는 것이며, 본인 체질에 맞지 않는 음식은 금하는 것이다.

면역 기능 개선
한약성분의 면역제제
(윤피청)

식이요법 관리
(화식요법)

교란된 면역체계 개선 및 피부재생 유도

피부 보호 및 관리
무독성, 저자극성 제품사용

대부분 아토피 환자들은 스테로이드를 주로 사용하는 치료를 받는데, 스테로이드는 혈관을 수축시켜 소염 작용을 하지만 이는 잠시 효과를 낼 뿐 시간이 지나 스테로이드의 효과가 떨어지면 증상은 더욱 악화될 수밖에 없다. 그 부작용 또한 이루 말할 수 없다. 이러한 스테로이드 치료를 끊으라고 하면 간혹 환자들은 아토피 증세가 더 심해졌다며 불만을 호소한다. 하지만 윤 원장은 이 시기는 반드시 거쳐야만 하는 과정이라고 강조한다. 이 과정을 포기하지 않고 잘 넘긴다면 반드시 치료될 수 있다는 것을 설득하고 이해시키기 위해 노력한다. 그래서 그는 아토피의 치료 과정에 5단계가 있다는 것을 이야기하면서 이 과정이 누구에게나 적용되는 것이므로 환자들은 무엇보다 이 과정을 잘 이해하고 소화해내야 한다고 한다.

아토피의 치료 과정 5단계

- 1단계 : 각질 벗겨짐(붉어지기 시작함. 겉 가려움 발생)
- 2단계 : 상처 회복(가려움 발생)
- 3단계 : 새살 돋음(속 가려움 발생. 붉고 피부가 얇아짐)
- 4단계 : 땀이 남(피부가 호흡하기 시작함)
- 5단계 : 회복과 관리(피부에 윤기가 생기고 촉촉해짐)

치료 중에는 식이관리가 매우 중요한데, 절대 금지해야 할 음식과 좋은 음식이 따로 있다. 모든 육류와 조개류, 생선류, 유제품, 달걀, 버터, 어묵, 카레, 라면, 인스턴트식품(시판 과자류), 패스트푸드, 베이컨, 햄, 소시지, 시판 주스 및 음료수, 사탕, 껌, 초콜릿, 마요네즈, 케첩, 빵, 시장에서 파는 튀김류, 매운 음식, 술 등은 금기해야 할 음식이다. 반면 감자, 고구마, 옥수수, 호박, 해조류, 버섯, 두부,

콩, 콩나물, 콩자반, 익힌 채소, 수제비, 칼국수, 콩국수, 팥칼국수, 부치기, 쌀과자, 뻥튀기, 두유, 집에서 만든 식혜, 된장, 청국장, 떡, 차(커피는 아메리카노나 원두커피만) 종류 등은 안심하고 먹어도 된다.

건선,
한의학적인 치료가
더 빠르고 안전하다

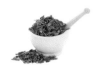

　건선 또한 많은 불편함을 호소하는 자가면역 질환 중 하나로 일 반적인 치료로는 완치가 힘든 것이 사실이다. 아토피와 마찬가지로 바르는 외부용 연고 등으로는 절대 치료가 되지 않는다. 그래서 '건 선은 완치가 안 된다.'고 이야기하는데, 현재까지 개발된 그 어떤 치 료법으로도 안전하고 확실한 치료를 할 수 없는 데다 오히려 부작용 도 만만치 않아서 한의학적 치료를 찾는 사람이 더 많아지고 있다. 한방에서는 건선을 피부만의 문제로 보지 않고 인체 내부의 문제가 결국 밖으로 표출된 것으로 보고 피부 치료뿐 아니라 면역 기능을 개선하여 내부 장기의 음양 균형을 함께 잡아주기 때문에 양약에서 오는 부작용을 피할 수 있고, 좀 더 근본적인 치료가 가능하다.

경희신창한의원의 윤피청은 건선을 치료하는 데도 효과가 매우 탁월하다. 경희신창한의원에서 직접 개발한 윤피청으로 치료를 시작하면 초기에는 커다란 각질들이 많이 벗겨지기 시작한다. 이때 무슨 문제가 생긴 게 아니냐며 놀라는 사람들도 있다. 이는 호전반응으로 기존의 각질과는 달리 벗겨진 자리가 붉어졌다가 시간이 지나면서 점점 붉은 것이 사라져가게 되고 정상 피부색을 띠며 점차 나아진다. 건선도 아토피 치료처럼 식이요법과 주의사항을 준수해야 하고, 이를 제대로 하지 않을 경우 치료가 더디 진행되기도 한다. 일반적으로 건선 또한 치료의 과정을 거치는데 그 과정은 앞의 아토피 치료의 과정과 동일하다. 이를 조금 더 구체적으로 설명하자면 다음과 같다.

건선의 치료 과정

1) 건선 환부가 넓어지고 정상 피부에서 잠복해 있던 건선이 솟아오르기도 한다.
2) 환부가 커지면서 주변 건선이 서로 합쳐져 건선반(乾癬斑)을 형성한다.
3) 환부에 각질이 생기고 피부층이 얇아지며, 정상 피부와 건선의 경계선이 사라진다.

4) 커다란 건선반은 환부의 중앙부터 새살이 돋아나고 피부층이 더욱 얇아져서 약간 붉은 연분홍색을 띠다가 점차 정상 피부로 회복한다. 반면 크기가 작은 건선은 바깥 부분부터 점차 얇아지며 정상화된다.

5) 전반적으로 환부가 옅어지면서 건선 환부에 땀이 나기 시작하며, 정상 피부색으로 회복한다.

어떤 특정 음식이 건선을 악화시키거나 호전시키는지에 대한 과학적인 결과가 있는 것은 아니지만, 우리 몸은 먹는 음식에 영향을 받기 때문에 어느 정도의 식이관리는 필요하다. 일반적으로 건선의 경우는 아토피처럼 심하게 관리하지는 않는다. 아토피는 음식에 대한 반응이 민감하여 먹지 말아야 할 음식을 먹으면 곧바로 가려움이 발생하기 때문에 주의를 해야 한다. 하지만 건선은 그만큼 가렵지는 않기 때문에 음식관리를 소홀히 하게 되는데, 이로 인해 건선의 증상이 서서히 악화될 수 있다. 때문에 빨리 완치를 하고 싶다면 음식관리를 꼭 해주어야 한다.

우선, 동물성 음식은 피하고 화학조미료와 아스파탐 같은 식품첨가물이 가미된 음식은 피한다. 시판 튀김닭이나 튀김류는 산폐된 기름이 문제가 될 수 있고, 사탕이나 초콜릿처럼 지나치게 단 음식도 피부질환에는 좋지 않다. 따라서 기름은 항산화제가 함유된 올리브유, 포도씨유, 해바라기유, 카놀라유, 들기름이나 참기름 등을 사용하고, 가능한 한 요리를 한 후 곧바로 먹는 게 좋다. 또 매운 음식도 좋지 않다. 음주는 몸에 열을 발생시켜 피부에서 수분을 방출해 건조하게 만든다. 그러므로 술은 무조건 피해야 한다. 특정 알레르기 반응이 일어나는 음식도 피해야 한다.

"그럼 대체 뭘 먹어야 하죠?"라고 물을 수 있다. 위에 피해야 하는 음식들 외에도 먹을 것은 상당히 많다. 특히 채식 위주의 식단은 여러 면에서 도움이 된다. 제철에 나는 자연식은 피부뿐 아니라 몸의 모든 부분을 개선하는 데 좋다. 가공식품보다는 자연에서 나는 음식을 중심으로 콩과 두부, 감자와 고구마, 옥수수, 해초류, 버섯류, 채소류, 국수류 등으로 식단을 꾸리면 된다. 그리고 우유 대신에 두유를 먹는 것이 좋다. 부득이 외식을 한다면 비빔밥이나 야채김밥, 청국장, 된장찌개, 콩비지 등을 선택한다면 좋다. 기본적으로 육식보다는 채식 위주의 발효음식이 자가면역 질환의 치료에는 효과적이다. 또 날것보다는 익힌 음식이 좋다. 식품첨가물이나 화학조미료가 들어간 음식, 지나치게 단 음식, 치킨이나 튀김 같은 산화된 기름 종류는 피해야 한다.

아토피와 건선의 치료에 있어 식이요법은 필수적이지만, 평생 이렇게 먹으라고 하면 아마 정말 고통스러울 수밖에 없다. 다행히

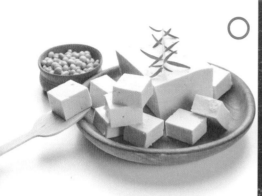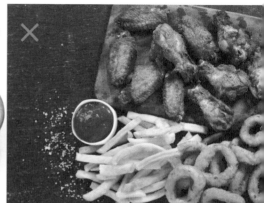

음식은 치료를 하는 과정에서만 관리하며, 완치가 되고 나면 어떤 음식을 먹어도 재발하지 않는다.

　윤종성 원장의 한약 처방을 받고 질환이 나은 환자들은 아토피와 건선이 다시 재발하는 경우가 거의 없다. 실제로 재발하여 다시 한의원을 찾아온 환자는 전체를 통틀어 5퍼센트 이하라고 하니 옛 어른들의 말로 '용하다.'고 할 만하다. 완치 판정 후에 다시 돌아온 환자들을 보면 치킨이나 삼겹살을 매일 먹는다든가, 며칠씩 밤을 새는 과로 혹은 극도의 스트레스로 인해 재발한 경우가 대부분이었다. 질환이 심했던 부위가 다시 가려워지기 시작하는 것으로 증세가 나타나지만 윤 원장의 말에 의하면 치료를 거치며 며칠만 음식 관리를 하면 금세 다시 사라진다고 한다.

　아토피와 건선은 아직 명확한 원인이 밝혀지지 않은 질환이다.

따라서 특별한 예방법이 없다. 위에서 말한 식이요법을 잘 지키면서 피부를 윤기 있게 관리하는 것이 좋다. 왜냐하면 피부가 건조한 사람에게 많이 발생하기 때문이다. 여름에는 땀이 많이 나므로 매일 샤워를 해도 되지만 겨울에는 일주일에 2~3회만 샤워를 하고 가급적이면 화학적인 세정제 없이 물로만 하는 것이 도움이 된다.

앞으로
남은
이야기

완치율이 워낙 높고 재발이 거의 일어나지 않을 정도로 치료를 잘하기로 소문나 있지만 때때로 까다로운 환자를 만나거나 자신의 잘못된 방법을 고집하는 환자를 만날 때면 곤혹스러울 때가 있다. 하지만 윤 원장은 그 모든 것이 자신을 성장시키며 결국 도움이 되는 경험으로 남는다고 말한다. 그러면서 앞으로도 정직하고 신뢰감 있는 의사로 살아가고 싶다고 한다. 아토피, 건선에 있어서는 경희신창한의원의 치료법을 따라갈 곳이 없을 정도로 많은 사례와 확실한 치료법을 가지고 있다. 윤 원장은 이렇게 자신이 오랫동안 연구해온 내용들을 마음대로 도용하거나 베껴서 책을 내거나 홍보하는 모습을 볼 때면 무척 속이 상할 때도 있었다고 한다. 그러나 노력과 열정은 결코 배신하지 않는다고 하지 않던가. 그의 노력과 진정성은 환자들에게 고스란히 전달되고 있다.

윤종성 원장은 "한의사로서의 사명이 무엇인가?"라는 질문에 "결국 모든 의료인의 사명은 사람들을 질병으로부터 해방시켜주는 것"이라고 시원스럽게 대답했다. 가장 직접적이고 명쾌한 답이 아닐 수 없다. 또한 한의사라면 당연히 서양의학이 치료하지 못하는 질환에 대해 더욱 연구하고 근원적 치료법을 찾아내야 하는 것이 의무라고 덧붙였다. 이것은 궁극적으로 한의학이 나아가야 할 방향이라고 생각된다.

실력이 뛰어난 한의사도 중요하지만 우선은 환자에게 최선을 다하는 마음이 필요하며, 환자의 아픔이 곧 자신의 아픔이라는 생각으로 환자를 돌보는 따뜻함을 가진 의사, 그런 이가 바로 명의가 아니겠냐고 말하는 윤종성 원장. 제약회사와의 공동 연구를 통해 자신이 독창적으로 개발해낸 윤피청을 더욱 개량·발전시켜 치료약이 없어 고통받는 피부 질환 환자들을 돕고 싶다는 그의 바람이 이루어지길 진심으로 응원한다.

난임 · 불임 클리닉

꽃마을한방병원

- 한방부인과 전문병원
- 보건복지부 인증 의료기관

약력

- 경희대학교 한의과대학 한의학과 졸업
- 경희대학교 한의과대학원 석 · 박사 과정 수료
- 경희대학교 한의학박사, 대한민국 여성 한의학박사 제1호
- 대한한의사협회 부회장 역임
- 대한한방부인과학회 회장 역임
- 대한여한의사회 회장 역임
- 덕회당한의원 원장 역임
- 강명자한의원 원장 역임
- 대한한의학회 이사 역임
- 대한한방병원협회 부회장
- 대한체열의학회 회장 역임
- 대전대학교 한의과대학 교수 역임
- 경희대학교 한의과대학 외래교수
- 대한추나학회 정회원

기타

- 저서 《삼신할미-여성 불임증에 대한 한의학적 진단과 처방》
  《불임, 한방으로 고친다》《아기는 반드시 생깁니다》
  《자연 임신이 최선의 임신》《기적의 28일 자궁디톡스》 외 다수
- 홈페이지 www.conmaul.co.kr

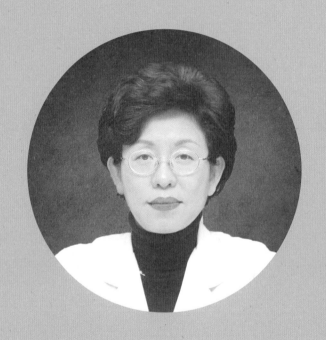

여자 한의학박사 1호,
대한민국 최초
부인과 전문 한방병원을 만들다

강명자 한의학박사 | 꽃마을한방병원 병원장

한의사의
꿈을
품다

고등학교 1학년이 되던 해 임신 중이던 그녀의 어머니는 임신중독증이라는 판정을 받게 된다. 임신중독증은 임신 중 혈압이 높아져 발생하는 질환으로 산모에게 부종, 두통, 시야장애 등의 증상이 나타나며 태아의 성장에도 영향을 미칠 수 있다. 심할 경우 산모와 태아의 생명이 위험해지기도 한다. 상황이 좋아지길 기다리던 가족들의 바람과 달리 아기는 결국 사산되었고 복수가 차서 사경을 헤매던 어머니는 병원에서 '가망이 없다.'는 판정을 받고 집으로 돌아와야만 했다.

배에 찬 복수 때문에 택시에 오르기조차 힘들었던 어머니는 집으로 돌아와 자리에 누워 죽을 날만 기다려야 했다. 당시 한의학을 공부하셨던 그녀의 아버지는 이대로 아내를 보낼 수 없다는 생각에 이 책 저 책 한의서들을 뒤지기 시작했다. 그러고는 씨앗에 싹이 튼 늙은 호박을 구해 달여서 아내에게 마시게 하고, 인동덩굴을 삶아 아내 배를 찜질했다. 시간이 얼마쯤 지났을까. 어머니는 소변을 보기 시작했고 사흘 만에 자리에서 일어났다. 수술로도 고칠 수 없다고 했던 어머니가 기적처럼 나은 것이었다. 한의학의 위대함을 실감하는 시간이 아닐 수 없었다.

강명자. 지금은 '서초동 삼신할미'로 더 잘 알려진 그녀는 '국내 최고'라는 말이 부족할 정도로 여성 질환과 난임, 불임 치료에 있어 독보적인 존재다. 대한민국 최초의 여성 한의학박사로 수많은 논문 및 임상연구서를 저술하며 한의학 연구를 이어오고 있다. 그리고 위의 이야기는 그녀가 한의사의 꿈을 가지고 그 길을 걷게 된 결정적 계기가 된 실제 이야기다. 그녀는 기적처럼 살아난 어머니를 보면서, 한의학의 위대함과 신비한 힘에 감탄했다. 한의학 박사로서의 시작은 그렇게 숙명처럼 그녀에게 다가왔다.

특히 한의학을 공부할수록 해결이 힘든 여러 질병들을 한의학으로 치료하고 개선할 수 있다는 사실을 알게 되면서 그녀로서는 그 매력에 더 빠질 수밖에 없었다. 때때로 어떤 질병은 증상이 개선되기도 한다. 치료가 되기까지 시간이 걸리기도 하고, 간혹 예기치 않은 증상이 나타나 그것을 치료하는 과정에서 어려움을 겪기도 하지만 그 또한 한의학의 발전을 위한 방향이라고 생각하기에 그녀의 여정은 지루할 틈이 없었다.

강 원장은 서초동 삼신할미라는 별명을 얻기까지 수만 명의 불임증 환자들을 치료했다. 용하다고 말하는 어떤 병원, 한의원을 가도 낫지 않아 절망적인 심정을 안고 찾아온 수많은 환자들과 강 원장은 함께하고 있다. 그녀는 불임 치료가 단순히 여성의 몸을 치료하는 것을 넘어, 행복한 가정을 위한 본질적인 문제의 해결이 되며, 상처받은 가족의 마음을 치유하는 일이라는 것을 알고 있다. 불임의 고통은 실로 당해보지 않은 사람은 짐작조차 할 수 없다. 그저 다른 사람들처럼 자신을 닮은 아이를 낳아 오순도순 살고 싶은 것뿐인데, 그 소박하고 평범한 희망 하나가 그토록 어렵다는 사실이 삶 전체를 우울하게 한다.

그래서 한의사이자 여성의 한 사람으로서 강 원장은 환자들을 치료하면서 함께 아픔을 느끼고 그 마음에 공감하려고 노력한다. 치료를 하는 과정에서 강 원장은 그들 한 사람 한 사람에게 끝까지 '희망'의 끈을 놓지 말라고 당부한다. 불임은 결코 불치의 병이 아니며, 건강한 여성이라면 누구나 극복할 수 있는 어떤 '상태'일 뿐이라고 말이다. 무엇보다 자신에 대한 사랑을 잃지 않고 언젠가는 임신을 할 수 있다는 희망을 가지라고. 여러 불안감과 사회적 통념에 의

한 압박감 등이 가져다주는 심리적 스트레스는 몸의 상태를 더욱 악화시키기 마련이다. 그래서 강 원장은 임신을 방해하는 요인을 정확히 알려주고 불임 스트레스에 시달리는 환자들의 마음을 세심하게 헤아리며, 몸 전체의 균형을 잡아 임신할 수 있는 상태로 만들어주는 것을 최고의 시술로 친다.

강 원장은 말한다. "의사란 사람의 질병을 고치는 데서 한 걸음 더 나아가 그 사람의 마음을 치유해야 할 책임이 있는 사람이며, 그런 의사 중의 의사를 두고 '명의'라 할 수 있습니다."라고. 상처받은 여성의 마음은 물론 몸을 치유하는 데 최선을 다하는 것이 의사로서의 의무이자 책임이라고 말하는 강 원장. 그녀의 단호한 이야기에서 '꽃마을한방병원'이 어떻게 국내 최고의 여성병원이 되었는지를 알 수 있었다.

여성의
몸과 마음을 돌보는
한의사

강명자 원장이 운영하고 있는 꽃마을한방병원은 자연친화적인 의료를 지향하는 대한민국 최초의 부인과 전문 한방병원이다. 강 원장은 《승금단이 난소에 미치는 영향》이라는 논문으로 박사학위를 받아 '여성 한의학박사 1호'로 꼽힌다. 2018년 꽃마을한방병원은 개원 22주년을 맞아 보건복지부에서 지정한 대한민국 최초의 한방부인과 전문 병원이 되었다. 꽃마을한방병원은 여성 한의학박사 1호가 세운 대한민국 1호 한방부인과 전문 병원이다.

꽃마을한방병원은 주로 난임 및 임신 준비, 한방부인과 질환을 다룬다. 식생활과 환경 변화, 다양한 스트레스에 더 많이 노출되는 요즘 불임과 난임 등으로 병원을 찾아오는 사람들이 늘고 있다. 결혼 후 성생활을 1년 이상 계속했는데도 아기가 생기지 않는 경우를 난임이라고 한다. 난임의 대표적인 증상으로는 생리불순, 생리 전 증후군, 생리통, 냉대하, 수족냉증, 하복냉증 등이 있다. 난임을 겪는 사람들 중 양방병원을 찾아가도 해결이 되지 않아 수술을 하고 약을 복용하다 중단하고 결국 임신을 포기하는 경우를 자주 보게 된다.

난임은 한 가지 원인만으로 발생하는 게 아니기 때문에 어느 한 부분을 치료한다고 해서 나아지기 힘들다. 여성의 경우 난소 기능 저하, 조기 폐경, 다낭성 난소증후군, 습관성 유산 등의 복합적인 이유로 인해 임신의 어려움을 겪게 된다. 남자의 경우 정자수 또는 정자 운동성 감소, 정자 형태 이상 등 정자의 질 저하와 정계정맥류 등의 이유로 난임이 되는 경우가 있다. 난임은 부부가 함께 상담을 받고 장기적인 치료를 통해 문제를 개선해야만 건강한 몸, 건강한 태아를 위한 성공적인 임신을 할 수 있다.

꽃마을한방병원은 다양한 부인과 질환도 활발하게 치료를 하고 있는데, 주로 자궁 이상(자궁근종, 자궁내막증, 자궁선근증 등), 난소 이상, 냉대하, 조기 폐경 등을 한방으로 다스린다. 그 외에 소아과 질환, 내과 질환, 비만, 근골격계 질환도 다스리고 있다.

수차례 임신에 좌절한 부부들 대다수가 아주 실낱같은 희망을 가지고 병원에 오지만 거의 포기한 모습인 경우가 대부분이라고 한다. 강 원장은 부부 특히 여자에게 이런 상황이 얼마나 고통스럽고 힘겨운지를 잘 알기에 그들의 손을 잡고 끝까지 포기하지 않고 치료해 나갈 수 있도록 돕기 위해 애쓴다. 이는 '난임은 있어도 불임은 없다.'는 그녀의 신조를 지키기 위해서이기도 하다.

임신이 되지 않는다는 것은 여자들에게 '나에게 문제가 있다.'는 생각이 들게 한다. 게다가 다양한 치료와 여러 차례 유산 등으로 인해 몸과 마음이 지쳐 있고 심리적으로도 매우 힘들어하는 경우가 많아 조심스럽게 응해야 한다. 때문에 강명자 원장은 더 이상 임신으로 인한 스트레스가 상처가 되지 않도록 마음을 달래주고 소통하는 데에 주력한다. 그리고 이런 부분이 해소됨에 따라 임신의 가능성이 열리는 경우를 빈번하게 보기도 했다.

여러 차례 유산을 한 29세 여성 A씨가 강 원장을 찾아왔다. 그녀는 언뜻 보기에도 오랜 기간 동안 스트레스 속에 있었음을 보여주는 얼굴이었다. 결혼 후 8년 동안이나 난임으로 고통을 받아오고 있었는데, 인공 유산 두 번, 자연 유산 여덟 번으로 총 열 번이나 유산을 겪었다고 했다. 인공 수정도 3회나 시도했지만 결국 아이를 가질 수가 없었다.

A씨의 상태를 확인하기 위해 강 원장은 호르몬과 복강경 검사를

실시했다. 하지만 아무 이상이 없었다. 다만 현재 비만 상태였고 눈썹 아래쪽에 경련이 있으며 몸이 자주 붓는 증세를 보였다. 손을 만져보니 차가운 것이 평소에도 손발과 아랫배가 차고 다리 통증과 부종, 유즙 분비, 잔뇨감 등의 증상을 앓고 있었다. 그리고 그녀는 오랜 기간 동안 스트레스에 노출되어 있었다.

"중 2때쯤 집에 크게 불이 났어요. 그때 많이 놀란 탓인지 심리적으로 불안감을 잘 느끼는 편이고요. 8년 동안 아이를 낳지 못하면서 가족 간의 갈등도 깊어졌어요. 신경이 많이 날카로워져서 잠도 잘 못 자요."

강 원장은 먼저 이 환자에게 약침, 이침, 턱관절 교정, 뜸, 자기장 치료를 시작했다. 약은 어혈을 푸는 약, 놀란 증세를 푸는 약, 뇌하수체 및 난소 기능을 돕는 것으로 처방했다. 중간에 생리증후군으로 요통이 있고 가끔 설사 증상도 보였다. 약침과 이침, 추나 및 자기장치료, 요가, 아로마, 뜸 치료를 병행했는데 이침을 맞은 후 알레르기가 발생해 해독약을 3일 동안 복용하기도 했다. 놀란 증세를 푸는 약, 간기울결 푸는 약을 다시 처방하고 뇌하수체 및 난소 기능을 돕는 약도 지속적으로 투약했다. 43주기의 생리를 할 때 우측 무릎 통증을 호소해 놀란 증세를 푸는 약을 처방하고 뇌하수체 및 난소 기능을 돕는 약을 15일간 처방했다.

이런 치료를 지속한 후 3개월이 지나자 임신 소식이 왔다. 이때 안태약을 15일간 처방했다. 3개월이 지나자 아이가 25주로 크기와 위치가 적당하다는 연락을 받았고, 임신 16주까지 안태약을 복용하면서 안정을 취하며 이후 집에서 조리를 하도록 안내했다. A씨는 9개월 만에 자연분만으로 2.8킬로그램의 남자아이를 출산했다. A씨는 심리적 불안이 크고 유산을 여러 차례 겪은 경우였기 때문에 태기 불안을 다스려주는 것이 중요했으며 안태약의 중요성을 실감한 임상 사례라고 할 수 있었다.

45세의 여성 B씨는 자궁선근증과 자궁근종이 4개나 있어 임신이 되지 않았다. 별 효과 없이 이 병원 저 병원을 전전하다 강 원장에 대한 소문을 듣고 경남 함양에서부터 왔다고 했다. B씨 또한 임신이 되지 않아 심신이 모두 지친 상태였다. 강 원장은 한약과 약침, 뜸 치료를 시작했고 B씨도 임신에 성공하게 되었다. 임신을 한 B씨는 집으로 돌아가 잘 관리하여 진주에 있는 대학병원에서 제왕절개로 분만했는데 당시 집도했던 의사들이 "이런 자궁에서 어떻게 이리도 예쁜 아기가 생길 수 있느냐."며 신기해했다는 소식을 전해왔다. 현재 그 아기는 자라서 대한민국을 지키는 여군이 되어 얼마 전 B씨와 함께 꽃마을한방병원을 찾아왔다.

"A씨와 B씨 사례 모두 끝까지 용기를 잃지 않고 끈기 있게 노력한 결과라고 할 수 있습니다. 난임은 불치병이 아니에요. 지레 겁먹고 포기하기보다는 끝까지 노력하는 것이 중요합니다. 시험관 아기라도 한방 처방을 함께 병행하면 실패의 위험도 적고 나중에 건강한 아기를 얻을 수 있습니다."

강 원장은 모든 일에서 끈기가 중요하다는 것을 강조하면서 여성에게 어떤 경우에도 결코 포기하지 않을 것을 권한다. 강 원장을 찾아오는 많은 여성들이 자포자기한 심정인 경우가 많기에 더욱 그런 말을 해주고 싶어 하는지도 모른다. 병원의 한 가지 처방이나 시술에만 의존하지 않을 것을 계속해서 강조하는 이유는, 임신하는 것만큼 건강한 아이를 얻는 것이 중요하기 때문이라고 한다.

왜 임신이
잘되지
않는 걸까

"왜 아무리 노력해도 임신이 되지 않는 걸까요?"

보통 임신이 잘 안 되면 단순히 자궁의 이상이나 남자의 정자에 문제가 있다고만 생각한다. 그러나 난임 원인은 상당히 다양하다. 강명자 원장의 이야기를 들어보면 '설마 이런 게 문제였나?' 싶을 정도로 생각지도 못한 부분에서 문제가 발생되는 경우도 있다.

난임의 주요한 원인에 대해 묻는 경우가 많은데, 보통 기혈이 부족하고 혈액순환 장애가 있거나 스트레스로 기가 정체되어 있으면 호르몬에 영향을 주게 된다. 또 턱관절의 불균형이 있거나 척추에 이상이 있어 뇌척수액의 흐름에 영향을 받아 뇌의 기가 부족해도 호르몬에 영향을 주게 되어 임신에 어려움을 겪을 수 있다.

다음 그림 자료를 보면 좀 더 쉽게 이해할 수 있을 것이다.

임신의 과정과 난임의 원인

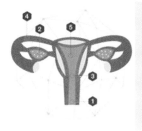

남성요인
배란 시기에 정자가 자궁 경부나 그 주위에 위치해야 하고, 난관으로 이동하여 난자를 임신시킬 능력이 있어야 한다.

난소요인
난소요인은 주로 배란장애를 말하는데, 이는 난임의 원인 중 15% 정도를 차지하며, 무배란처럼 난임의 원인이 될 수도 있고 희소배란처럼 난임에 영향을 미치는 하나의 요인이 될 수도 있다. 성숙한 남자의 배란은 규칙적으로 예상가능한 시기에 일어나는 것이 좋다.

자궁경관요인
자궁경관은 정자가 자궁강 내와 난관으로 들어가게 해주는 통로 역할을 한다.
자궁경관 점액은 사정액 중 혈장을 제외한 정자를 통과시키며 형태학적으로 비정상적인 정자를 걸러낸다. 또한 정자에 영양을 공급하여 보관소 역할을 해 생존을 연장시켜 성교와 배란 사이의 시간을 연장시켜 준다.

난관요인
난관이 배란된 정자를 받아들임과 동시에 난관 내로 이송해야 하고, 배아를 자궁강 내로 이동시켜야 한다.

자궁요인
자궁은 배아를 받아들여 착상을 유도하고 정상적으로 성장, 발육할 수 있도록 지지하는 역할을 한다. 배란장애나 남성요인에 비해 흔하지는 않으나 항상 가능성은 염두에 두고 있어야 한다.

보통 여성이 35세가 넘어가면 난소 기능과 생식 능력이 빠르게 감소되어 임신이 어렵게 된다. 생리불순, 수족냉증, 하복냉증 등의 증상이 나타나면 난임의 가능성이 매우 크다고 봐야 한다. 하지만 이를 안일하게 생각하는 경우도 많다. 결혼을 하고 1년이나 기다렸는데 임신이 되지 않는다면 우선 몸의 상태를 살피고 건강관리에 들어가야 한다. 보통 임신이 되지 않는다고 하면 산부인과부터 찾는다. 그러고는 "인공수정이나 시험관 아기라도 해야 하지 않을까요?"라며 보조생식술을 먼저 시도하곤 한다. 하지만 강 원장은 "무엇보다 임신이 가능한 몸 상태를 만드는 것이 우선입니다. 인위적인 보조생식술은 시술자들이 '기적'으로 부를 만큼 성공률이 높지 않은 데다 실패를 거듭할수록 임신을 담당하는 기관의 기능이 저하될 수 있습니다. 잦은 시술 실패로 이미 기능이 많이 나빠진 상태로 내원한 경우 치료도 어렵게 됩니다."고 말한다. 임신이 되지 않는다고 판단될 경우 '임신'에 초점을 맞추지 말고 '나의 몸 상태'에 먼저 초점을 맞추고 관리에 들어가야 한다고 강조한다.

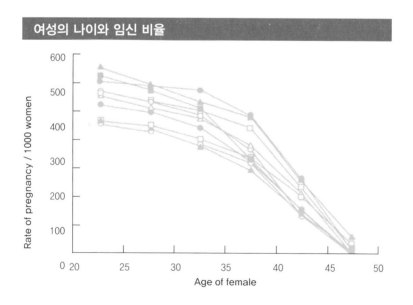

여성의 나이와 임신 비율

한방에서의 난임 치료는 인위적인 시술이나 각종 호르몬제를 투여하지 않고, 자연스럽고 가장 안전한 방법으로 모체의 자생력을 회복시키고 자연 임신이 가능하도록 도와준다는 점에서 차별화된다. 양방병원에서 자연 임신은 불가능하며 시술만이 임신할 수 있는 방법이라고 진단받은 경우에도 한방 치료를 선행한 다음 시술을 진행할 때 성공 확률이 더 높다는 연구 결과도 있다. 강명자 원장은 시험관 아기 시술 시 침 치료를 병행하는 연구 논문을 발표한 적이 있다. 꽃마을한방병원의 실제 임상사례를 바탕으로 연구한 것으로 대한한방부인과학회지에 《체외수정 시술 시 한약투여에 관한 임상적 고찰(문현주, 강명자 2001)》을 게재했다. 연구 결과에 의하면 시험관 아기 시술 시 한방 치료를 병행한 경우 약 30퍼센트의 시술 성공률이 45퍼센트로 증가되었음을 입증하고 있다.

강명자 원장이 40대 초반부터 서초동 삼신할미라는 별명을 얻게 된 것도 '불가능'을 '가능'으로 만든 기적 같은 사례가 늘어나면서부터였다. 김천에서 온 난임 환자가 있었는데 모두가 포기했던 환자를 강 원장은 포기하지 않고 그녀와 함께 치료를 진행해 결국 아기를 낳을 수 있게 되었다. 그 환자가 집으로 돌아가 주변 사람들에게 입소문을 내기 시작했고, 이야기를 들은 사람들이 속속 찾아와 동시에 10명이나 아기를 갖게 되자 이것은 '소문'이 아닌 '사실'이 되었고 병원을 찾는 사람들이 늘어나기 시작했다.

"삼신할미가 따로 있나요? 선생님이 바로 삼신할미죠! 만수무강하셔야 합니다!"

김천에서 올라왔던 난임 환자는 건강하게 아이를 출산하면서 강 원장에게 이러한 덕담을 전했고, 강 원장은 그 후 《삼신할미》라는 책을 출간하기도 했다. 수많은 난임 환자들에 대한 임상을 담은 책이었는데, 남편의 제안으로 제목을 이렇게 달게 됐고 이후 숱한 난임 환자들이 이 책을 애독하게 되면서 별명이 굳혀졌다.

꽃마을
한방병원의
치료 과정

　꽃마을한방병원에서는 환자가 첫 방문을 하면 상태를 파악하기 위해 한방검사를 실시한다. 자동팔강 진단, 적외선 체열 촬영, 수양명경 검사 등이 그것이다. 당일 나오는 검사 결과를 토대로 맞춤 한약이 처방되고, 환자 상태에 맞춰 기와 혈의 순환을 돕기 위해 침과 약침 치료, 뜸과 자석 요법, 이침, 근건이완수기요법, 추나 등을 진행한다.

　난임 치료에 들어가기 전 해독약, 간기울결 푸는 약, 어혈을 푸는 약으로 기혈 순환을 돕는 치료를 하고 다음에는 부족한 부분에 기혈을 보완하는 계통의 약으로 치료를 진행한다. 종종 "임신하고 싶어서 왔는데 왜 해독을 하나요?"라고 묻는데, 임신이 잘되는 건강한 몸을 만들기 위해서는 우선 몸속의 독소를 빼내야 하기 때문이다. 아기는 스스로 성장할 수 있는 가장 '자연스러운 환경'을 선택하기 때문에 여성의 몸이 그런 상태를 갖추고 있지 않을 때는 당연히 임신이 안 되거나 유산이 될 수밖에 없다. 건강한 임신과 출산을 위해선 해독은 필수 과정이다. 해독 후 부족한 에너지를 충전시켜 몸의 균형을 맞춰주어야 한다. 강 원장은 이 과정을 거치지 않은 상태에서 무리하게 임신을 시도하거나 무조건 아이를 낳는 것에만 초점을 맞추는 치료는 악순환을 반복할 뿐이라고 말한다.

한방 난임 치료는 몸의 건강을 되찾아주는 방법이다. 몸이 정상으로 회복되었다면 임신 시도에서 큰 어려움을 겪지 않을 수 있다. 하지만 불규칙하고 건강을 해치는 나쁜 습관으로 되돌아간다면 다시 임신에 어려움이 생길 수 있다. 음주, 흡연, 인스턴트식품 섭취와 불규칙한 생활 등 건강을 해칠 수 있는 습관들은 무조건 멀리해야 한다.

또한 꽃마을한방병원에서는 한방 치료와 더불어 음식 치료를 매우 강조하며 이를 병행하고 있다. 음식은 우리의 혈액을 구성한다. 혈액은 우리 몸 구석구석 영양소와 산소를 공급해주는 중요한 물질이다. 만약 소화기능이 나쁘거나 소화가 힘든 음식물(동물성 지방, 동물성 단백질)을 많이 먹게 되면 음식을 분해하는 효소 부족으로 혈액이 탁해진다. 그러면 말초혈관까지 혈액 공급이 어렵게 된다. 또한 섬유질이 없는 5백 식품(흰쌀, 밀가루, 흰 소금, 흰 설탕, 화학조미료)을 삼가야 핏속에 찌꺼기가 생기지 않는다. 즉 '새는 장 증후군'을 예방할 수 있다는 뜻이다.

우리의 생식기관은 말초기관이다. 혈액을 맑게 유지해야만 순환이 잘되고 원하는 임신도 빨리 이루어진다. 고기 종류의 식품은 가급적 삼가고 곡류, 채소, 과일 등으로 영양을 보충해야 맑은 피를 생성할 수 있다. 과식이나 폭식, 늦은 시간에 음식을 섭취하는 것도 소화에 영향을 주기 때문에 피해야 하고, 잠들기 전 5시간 정도는 속을 비워야 간이 해독 작용을 할 수 있다.

"아직 임신을 계획하고 있지 않거나 결혼 전이라 하더라도 몸을 건강한 상태로 만들어 여성질환과 난임을 예방해야 합니다."

강 원장은 부인과와 관련된 수많은 논문과 저서를 집필하면서 예방이 얼마나 중요한지에 대해서 계속해서 강조해왔다. 이미 늦은 상태로 그녀를 찾아오는 경우 정말 어렵게 임신이 되거나 산모와 태아, 주변 사람들이 모두 힘든 상태로 임신을 위해 노력하는 일이 많기 때문이다. 건강은 건강할 때 지켜야 한다는 단순한 말이 얼마나 중요한지를 잘 보여준다.

산부인과에 정기적으로 가는 것이나 여성질환과 관련해 한의학의 도움을 청하는 것을 어려워하지 말아야 한다고 말한다. 특히 평소에 생리불순, 수족냉증, 하복냉증이 있는지 잘 살펴보고 미리 예방을 하는 것이 좋다. 여성은 몸을 항상 따뜻하게 해주는 것이 중요한데 뜸과 좌욕 등 집에서 실행할 수 있는 방법도 좋지만 혼자서 개선할 수 없다면 전문의의 도움을 받아야 한다.

액세서리 착용도 기의 흐름을 거스르지 않도록 정확한 위치에 착용하고, 잠을 잘 때도 따뜻한 기운이 있는 동쪽이나 남쪽으로 머리를 두는 것이 좋다. 하루에 40분 이상 유산소 운동과 20~30분 정도 요가나 스트레칭을 하는 것이 좋다. 또한 음식은 하루 세 끼를 잘 지키되 고기와 밀가루 음식, 과식은 피한다.

앞으로
남은
이야기

　　　　　　치료하다 보면 예기치 않은 증상이 나
타나거나 치료 시기가 예상보다 길어질 때가 있다. 이런 경우 어떤
환자는 한의사의 솔루션보다는 본인의 판단이나 양방 의사의 한마
디를 더 신뢰하기도 한다. 이런 때 강 원장은 '한의사라는 직업이 참
어렵구나.'라고 느낀다고 한다. 한의학의 과학화와 현대화가 빨리
진행되어 근거 있는 의학으로 한의학의 발전이 이루어져야 함을 절
실하게 느낀다고 한다.

　　그런 어려운 순간이 있음에도 강 원장은 한의학을 선택한 것에
후회가 없다. 서양의학에서는 해결하기 힘든 조기폐경, 다낭성 난
소증후군, 습관성 유산 등이 치료되었을 때의 보람과 기쁨은 말로

표현하기가 어렵기 때문이다.

한의학에서는 질병 아니면 건강이라는 이분법적 단정을 하지 않는다. 한의학에서는 불건강(미병, 未病)이라는 영역, 즉 병든 것은 아니지만 건강하지도 않은 제3의 영역이 있다고 본다. 강 원장은 이 영역의 연구 가치가 학자로서 의사로서 무궁무진하다고 본다. 한의학은 인체를 소우주로 보고 우주의 원리를 그대로 인체에 적용시켜 병의 원리를 풀어나가기 때문에 무리가 없는 훌륭한 학문이다. 강 원장은 이 학문을 잘 발전시켜 현대를 살아가는 인류 모두에게 골고루 혜택이 주어지도록 노력해야 한다고 말한다. 한의학은 서양의학의 대체의학이 아니다. 또한 한의학은 서양의학의 한계를 극복해 이를 뛰어넘는 자연의학으로서 자긍심을 가질 필요가 있다고 말한다.

이렇게 중요한 학문이지만 아직 한의사를 도와주는 법 제도가 정비되어 있지 않고, 서양의학의 도전을 받으며 힘들게 전통 의학의 맥을 잇고 있는 후배들을 보면 강 원장은 안타까운 마음이 든다고 한다. 그리고 그들에게 위로의 말을 해주고 싶다고 한다. 그러나 이 학문은 물질에 기초한 현대의학과 달리 물질 이전의 기(氣)를 다루는, 차원이 다른 학문이기에 앞으로 현대의학에서 해결되지 않는 많은 부분을 해결할 수 있을 것이라며 기대를 드러낸다. 그래서 한의학의 길을 걷고 싶은 후배들은 용기와 자긍심을 갖고 앞으로 모든 인류에게 필요한 한의학 연구에 계속 도전하기를 바란다며, 강 원장이 그 앞길을 열심히 열어나가겠다는 의지를 밝히기도 했다.

명의란 무엇일까. 지식을 많이 쌓아서 의학에 대한 많은 것을 알고 병을 잘 치료하는 것. 그렇다. 그것은 무척 중요한 명제이다. 하지만 강명자 원장을 보면서 진정한 명의란 환자의 마음을 잘 다스리는 것과 일맥상통한다는 생각을 하게 된다. 질병을 다스리는 데는 환자의 마음을 다스릴 줄 아는 인격이 갖추어져 있어야 한다고 말이다. 명의가 되기 위해서는 스스로 덕을 쌓는 노력이 필요하다. 요즘처럼 각박한 현실 속에서 몸뿐 아니라 마음까지 상처받고 찾아오는 사람들을 치료해주기 위해서는 심신 의학적 길을 가는 한방의 협조가 필수적이라고 한다.

강명자 원장은 앞으로 자신이 현재 만나는 모든 환자들에 대한 임상 경험이 후배들에게 잘 전달될 수 있도록 정리하는 것이 자신의 큰 의무이자 사명이라고 한다. 그간 만여 건의 불임, 난임 케이스를 다루면서 축적된 노하우를 집대성하여 후배들에게 도움이 될 만한 《한방 불임 치료법》을 출간할 꿈도 가지고 있다.

그동안 해왔던 것처럼 그녀는 열심히, 또 따뜻한 머리와 손, 마음을 가지고 고통받고 있는 환자들을 치료해 나가겠지만 무엇보다 전통적인 한의학만 고집하지 않고 한의학적 사고로 병을 고칠 수 있는 모든 대체의학까지도 치료에 적용하여 좀 더 나은, 최선의 효과를 얻기 위해 노력하겠다고 말한다. 공부하는 한의사 강명자. 여전히 무궁무진한 한의학의 세계에 대한 공부는 때때로 힘들고 어렵지만, 사람을 살리고 고통에서 벗어나게 할 수 있다는 기쁨은 직업적 사명을 넘은 한 인간으로서의 즐거움과 소명이기에, 지금도 그녀의 책상 앞에는 두꺼운 고전과 오래된 연필이 자리를 지키고 있는지도 모른다.

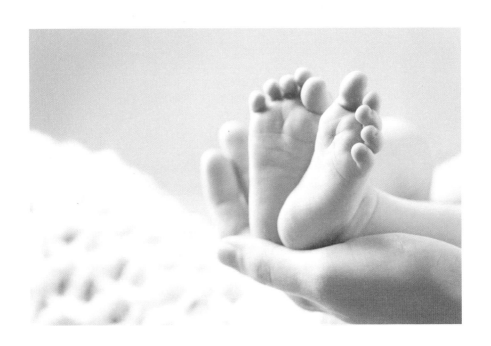

암 재활 클리닉

면혁한의원

- 대구한의대학교 부속 한방병원 협력 한의원
- 대구한의대학교 한의과대학 임상교육-협력기관 지정

약력

- 대구한의대학교 한의학과 졸업
- 대전대학교 한의학석사
- 대전대학교 한의학박사
- 면역경락약침학회 정회원
- 양진재우리침법사랑 대표강사
- 양진재우리약법사랑 대표강사
- 대구광역시수성구한의사회 부회장 역임
- 동창한의원 대표원장 역임

기타

- 수상경력 대한한의사회 회장 표창, 대구광역시 수성구청장 감사패,
          대구광역시 수성구의회 회장 표창패
- 홈페이지 www.immunity.kr

04

박경호 원장

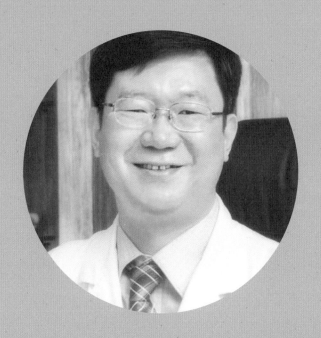

암을 이기는 체질 치료로
항암 후유증
공포에서 벗어나다

박경호 한의학박사 | 면혁한의원 대표원장

몸도 마음도
편안하게 치료하는
한의사

　　　　　　　　고등학교 시절 한밤중에 할아버지가 갑
작스럽게 쓰러지셨다. 놀란 가족들은 할아버지를 업고 동네 내과의
원을 찾아갔으나 너무 늦은 밤이었던 탓에 진료를 받을 수 없었다.
다음날이 되어서야 할아버지를 큰 병원의 응급실로 모실 수 있었
다. 진단 결과 노환으로 인한 뇌경색이므로 치료할 방법이 별로 없
다는 답이 돌아왔다.

이때 박경호 원장은 집안에 의사가 한 사람쯤 있으면 좋겠다고 생
각했다. 이후 박 원장의 할아버지는 중풍 치료로 유명한 한의원에
서 치료를 받고 회복되었다. 그가 한의학도로 진로를 결정하게 된
순간이었다.

박경호 원장은 치료할 방법이 없다던 할아버지가 한의학을 통해 치료되는 것을 보고 한의사가 될 마음을 먹었다. 하지만 그전까지 계획하고 있던 진로가 따로 있었기 때문에 부모님의 반대가 걱정되어 말을 꺼내지 못하고 있었다. 언제쯤 의논을 드려야 할까 고민하던 중 그의 어머니가 먼저 한의대 진학을 권유하셨다. 박 원장은 그렇게 한의학도가 되었다.

그가 한의대로 진로를 잡을 수 있게 만들어준 사람이나 다름없는 할아버지께서는 그의 한의대 입학도 보지 못하고 돌아가셨다. 그렇지만 어르신들이 병원에서 병이 완치되어 집으로 가시는 모습을 볼 때면 할아버지가 생각나 그 보람이 두 배로 느껴진다고 했다. 안과에서 치료 방법이 없다던 어머니의 눈 치료를 직접 해결하면서도 남다른 기쁨을 느꼈다. 초자체혼탁으로 양방에서는 원인 불명으로 불편하지만 치료법이 없다고 해서 어머니께서 무척 낙담하고 막막해하셨다. 그런데 박 원장 치료 다섯 번으로 치료가 된 것이다. 어머니는 완치가 되자 박 원장의 손을 잡으며 이렇게 말씀하셨다.

"내 아들이 의사가 맞구나. 고맙다."

박 원장은 그 순간 가족의 일원으로서 의사라는 것이 기뻤고 남다른 자부심을 느낄 수 있었다.

많은 환자들이 박경호 원장과 상담을 하고 나면 마음이 편해진다고 한다. 그만큼 그가 환자들의 말에 귀 기울이고 최선을 다해 설명하기 때문이다. 박 원장은 "환자들마다 체질이 다르고, 성격이 다릅니다. 각각의 환자 체질에 따라 설명하고, 또 그에 맞춰 치료하는 것이 환자들과 남다른 교감을 이루는 이유인 것 같아요."라고 말하며 웃는다.

그는 환자 모두를 자신의 가족, 자기 자신으로 생각하는 의사다. '어떤 치료가 가장 최선일까?'를 항상 고민하며 더 나은 치료법을 연구하는 한의사다. 말 한마디, 손길 한 번에도 진심을 담고자 노력하는 그는 늘 한의학의 끝이 어딜까 연구하며 여전히 배워가는 한의사이다.

환자들은 박경호 원장이 아무리 같은 질문을 반복해도 친절함을 잃지 않고 최대한 이해하기 쉽게 자세하게 설명해준다고 고마워하고 칭찬한다. 몸이 아파 의사를 찾아온 사람들의 아픔을 온전히 이해할 수는 없지만, 적어도 그들의 입장에 서서 귀를 기울인다면 '내가 지금 배려받고 있구나, 충분히 이해받고 있구나.' 하는 생각이 들게 만든다.

환자의 입장에서 이야기를 들어줄 때 고통이 반으로 줄어든다는 것을 박 원장은 누구보다 잘 알고 있다. 그래서 그는 늘 환자의 입장에서 최대한 그들의 이야기를 들어주려고 애쓰고, 성심성의껏 답해주기 위해 노력한다. 그것이 환자의 질병을 잘 치료하는 것만큼 필요한 의사의 응당한 자세라고 생각하기 때문이다. 그를 찾아 온 사람들이 그에게서 남다른 편안함을 느끼는 것도 바로 그런 이유이다.

암은
어떻게, 왜
생기는 걸까

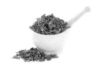

박경호 원장의 면혁한의원은 항암 후유증, 암 면역 치료, 난치성 자가면역 질환, 체질 개선 치료가 주력 치료 분야이다.

어느 날 한 보호자로부터 전화가 걸려왔다. 그녀는 아버지의 병세 때문에 상담을 했다. 그러면서 아버지는 자신의 병이 천식으로 알고 있지만 사실은 폐암이라며 이 사실을 치료 중에도 모르게 해 달라고 부탁했다. 그렇게 박경호 원장을 찾아오게 된 환자 A씨는 호흡 곤란으로 바로 누워 자지도 못하고 앉아 기대서 잘 정도로 증세가 심각했다. 진찰 후 침 치료를 하기 위해 침상에 누워야 했는데 A씨는 침상에 올라가는 것도 힘들어했고 누워서도 숨이 차 괴로워했다. 그러나 박 원장의 침 치료를 받은 후 누워 있던 침상에서 그대로 편히 잠이 들었다. 이 모습에 A씨의 딸은 매우 기뻐했다.

그렇게 치료를 시작하고 약 1개월이 흘렀다. A씨의 보호자인 딸로부터 상담 요청이 들어왔다. 얘기를 들어보니 A씨가 한의원 치료를 그만 받겠다고 하셨단다. 이유인즉, 이제 천식이 많이 좋아져서 밤에 편히 잠도 잘 자고, 바깥 생활을 하는 데도 지장이 없으니 치료가 된 것 아니냐고 했단다. A씨의 딸은 차마 아버지에게 그가 폐암 말기라는 것을 말하지 못하겠다며 울었다. 결국 A씨의 뜻에 따라 치료를 중단했다. 박 원장 역시 폐암 말기임을 알려 고령의 환자에게 상처를 줄 수는 없다고 생각해 치료 중단에 동의할 수밖에 없었고 가슴이 많이 쓰렸다고 한다.

암세포는 빠르게 증식하고 분열하는 특이성을 보인다. 때문에 대부분의 항암제는 빠른 성장을 하는 세포들을 죽이도록 만들어졌다. 그러나 우리 몸에 존재하는 정상 세포 중에도 암세포처럼 빠르게 증식하는 세포들이 있다. 그래서 항암 화학요법을 받게 되면 암세포만큼은 아니지만 정상 세포 역시 손상을 받는다. 정상 세포 중에서도 특히나 빠른 분열과 증식을 보이는 세포, 즉 골수에서 형성되는 혈액세포와 구강을 포함한 위장관의 상피세포, 머리카락세포, 정자와 난자를 만드는 생식세포들이 영향을 많이 받는다. 그래서 항암 화학요법을 받은 후에 빈혈이 오고, 백혈구 및 혈소판 수가 감소하며, 입안이 헐고 오심, 구토, 설사 등의 증상이 생기며 머리카락이 빠지고 생식 기능에 장애를 가져오는 부작용을 앓게 된다.

방사선 치료의 경우 방사선이 적용된 특정 부위나 범위, 조사된 방사선의 양, 환자의 건강 상태에 따라 치료 후 부작용이 다양하게 나타날 수 있다. 피로, 피부 트러블, 뇌부종, 탈모, 졸음, 조혈 기능 억제, 방사선 괴사, 호르몬 분비 이상, 구강장애, 치아우식증, 졸음, 방사선 골괴사, 식도염, 기침, 방사선 폐렴, 오심, 구토, 위염, 복부경련, 설사, 방광염, 생식기 장애 등이 방사선 치료의 부작용이다. 마찬가지로 자가면역 질환 역시 종류에 따라서 다양한 증상들이 나타난다.

세포(cell)는 인간의 몸을 구성하고 있는 가장 작은 단위다. 정상적으로 세포는 세포 내 조절 기능에 의해 분열하며 성장하고 죽어 없어져 세포 수의 균형을 유지한다. 어떠한 원인으로 세포가 손상을 받으면, 치료를 받아 회복하여 정상적인 세포로 역할을 하게 된다. 그러나 회복이 되지 못하면 세포는 스스로 죽는다. 그러나 어떠한 이유로(이유는 여러 가지가 있다) 세포의 유전자에 변화가 일어나면 비정상적으로 세포가 변하여 불완전하게 성숙하고, 과다하게 증식하게 된다. 이것이 바로 암(cancer)이다.

암은 주위 조직 및 장기에 침입하여 이들을 파괴할 뿐 아니라 다른 장기로 퍼져나가는 특징이 있다. 암은 억제가 되지 않는 세포 증식으로 정상적인 세포와 장기의 구조, 기능을 파괴하기에 그 진단과 치료의 중요성이 더욱 강조된다. 이러한 암의 발생 원인이나 기원에 대해서는 현대의학의 발전에도 불구하고 여전히 완전하게 밝혀지지 못한 것이 현실이다. 하지만 현재 발생 원인으로 생각되고 있는 것들은 유전인자, 방사선, 대기오염, 흡연, 음주, 잘못된 식이 등이다. 박경호 원장은 모든 사람들이 각자의 체질에 따른 섭생을 하면 질병의 예방과 치유가 되지만 체질에 맞지 않는 생활과 섭생을 하면 일반 질병뿐 아니라 암의 발생도 높아지는 것으로 생각된다고 덧붙였다.

암은 종류에 따라 연령층이 다르고, 유전인자가 암 발생에 있어서 중요한 역할을 하고 있다. 하지만 과도한 스트레스와 과로, 부적절한 생활습관은 현대 질병의 발병률을 높이는 주원인이며 각자의 체질에 맞지 않는 섭생도 질병을 유발하는 데에 한 부분을 담당하고 있다. 거듭 강조하지만 본인의 체질에 맞는 생활 방식과 음식 섭취만이 발병률을 낮출 수 있는 방법이다.

암으로 인해 나타나는 징후와 증상은 암의 종류, 크기와 위치에 따라 다양하다. 암으로 인한 증상과 징후는 암조직 자체의 영향이거나 암조직이 주위의 장기와 구조물에 영향을 줄 때 생긴다. 또한 암이 몸의 다른 부위로 전이가 되면 그 징후와 증상 역시 매우 다양하게 나타날 수 있다.

암의 초기 단계에는 특별한 증상이 없는 경우가 대부분이다. 또한 증상이 비특이적이기 때문에 다른 질환과의 구분도 어렵다. 그러나 암이 자라면서 주위의 기관, 구조물, 혈관, 신경을 압박하게 되면서 여러 징후와 증상이 나타나게 된다. 예를 들어 좁은 공간에 있으며 주위에 복잡한 기관이 많은 뇌하수체에 생긴 암 같은 경우는 작은 경우라도 그 증세와 징후가 빨리 나타난다. 하지만 췌장처럼 넓은 복강에 있으면서 주위에 복잡한 장기나 기관이 없는 곳에서 생긴 암은 상당히 큰 크기로 자랄 때까지 특별한 증세와 징후가 나타나지 않는 경우도 있다. 그러나 암이 피부 가까이에서 커진다면 덩어리로 만져질 수도 있다.

암이 커지면서 나타나는 증상으로는 변비처럼 장기 내강을 막아서 생기는 증세 또는 췌장암과 담도암처럼 담관을 막아 황달이 보이는 징후, 폐암처럼 기관지를 자극하여 기침을 유발하는 증세 등이 있다. 또한 암이 신경이나 혈관을 누르거나 뼈 등으로 전이가 생긴 경우는 통증을 일으킨다. 위암과 대장암처럼 암의 성장으로 조직에서 출혈을 하는 경우 혈변과 빈혈이 생긴다. 그리고 폐암은 객혈, 방광암은 혈뇨 등이 생기게 된다. 더불어 암은 체중 감소와 발열, 피로, 전신 쇠약, 식욕 저하 등의 전신적인 증세를 만든다. 이는 암세포에서 만들어진 물질들이 혈관을 통해 전신으로 퍼지면서 신체대사에 영향을 주기 때문이다. 마찬가지로 면역기능에도 영향을 주어 면역력을 떨어뜨린다.

급성 백혈병 환자가 보이는 증상은 대부분 말초혈액의 빈혈, 백혈구 수 증가 또는 감소 그리고 혈소판 수의 감소에 기인한다. 초기 증상으로는 빈혈에 의한 피로, 쇠약감, 안면창백이 있다. 또 혈소판 감소로 인해 멍이 들고 코피가 나거나 잇몸에 출혈이 있을 수 있으며, 면역 기능의 저하로 인해 감염으로 발열 등의 증상과 식욕 부진, 체중 감소가 나타난다. 병이 진행될수록 백혈병 세포의 침윤으로 잇몸비대증, 간종대, 비장종대, 림프절종대 등이 나타날 수 있으며 월경 이상 및 뇌출혈이 생길 수 있다.

면혁한의원의
3 · 3 · 3
관리 시스템

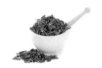

한의학에서는 모든 치료의 기본을 인체의 면역력 강화, 체질 개선, 기운의 불균형 해소 및 자율신경 · 면역력 강화로 개선된 체질을 유지하도록 돕는 치료법을 사용한다. 박경호 원장은 독자적으로 창안한 일명 '3 · 3 · 3 관리 시스템'으로 환자들을 치료한다.

첫 번째 단계는 3개월의 집중기다. 정확한 체질 진단을 통해 체질 개선, 통기(通氣) · 활혈(活血) · 해독 · 정화의 과정을 거친다. 모든 질환은 면역력 저하가 먼저 생긴 후에 나타난다. 추운 날 추운 곳에 열 명이 있더라도 감기에 걸리는 사람이 있고 걸리지 않는 사람이 있듯 각자가 가진 면역력의 강약에는 차이가 있다. 암도 마찬가지다. 인체 면역을 담당하는 세포들이 활동적이고 건강하다면 고장난 세포들은 바로바로 고치거나 교체된다. 암 상태는 이런 생체 능력이 저하되어 있다는 반증이다. 또한 항암 치료와 방사선 치료는 인체 면역력을 크게 저하시킨다. 이는 이미 널리 알려진 사실이다. 따라서 3개월 동안 면역력에 초점을 맞춰 면역력을 키우는 노력이 지속되어야 한다. 면역력을 되찾아야만 암에 대한 저항력도, 통증을 제어하는 신체 능력도, 삶의 활력도 확보될 수 있다. 음식을 섭취하면서 생긴 몸속 노폐물과 정신적인 스트레스로 인한 몸과 마음의 불균형을 가장 먼저 치료해야 한다. 이런 불균형이 암으로 나타난 것이기 때문이다. 이 시기에는 몸의 순환을 막고 있는 어혈과 담음을 제거하고, 기의 순환을 막는 기체 상태를 개선한다. 몸의 어혈과 담음이 없어지고, 기체 상태가 개선되면 몸의 심한 통증이 줄어들어 소화와 배출 능력이 향상된다. 그리고 이는 수면의 질까지 함께 회복시키는 효과를 낸다.

두 번째 단계는 3개월의 회복기다. 이 기간 동안에는 정확한 체질 진단을 통한 체질 개선과 면역력 강화, 자생력 강화에 집중한다. 항암제 및 방사선 치료는 지속적으로 신체에 충격을 준다. 이런 외부의 심한 자극이나 유해한 물질들을 이겨낼 수 있도록 강한 체질을 확보하는 단계이다. 이 단계를 지나면 항암이나 방사선 치료를 받더라도 체력이 급격하게 떨어지는 것을 막을 수 있게 된다. 혈구 수치가 잘 유지되어 양방 치료를 꾸준히 받을 수 있게 돕는 효과도 생긴다. 이렇게 체질이 개선되면 체력 유지가 잘되어 외부 활동에도 쉽게 지치지 않으며, 활동 후에도 피로감을 덜 느끼게 되어 삶의 질이 향상됨을 스스로 알 수 있다.

세 번째 단계는 3개월의 안정기다. 역시나 정확한 체질 진단을 통한 체질 개선과 함께 신진대사 활성화, 오장육부 균형 회복에 집중한다. 외부의 유해한 환경을 이겨낼 수 있는 저항력을 조금씩 확보한 단계에서 몸의 항상성 유지를 위해 자율신경을 강화하는 최종 단계에 들어가게 된다. 면역력을 강화하여 몸의 외부에서 오는 해로운 자극을 막고 내부 이상의 상태를 미연에 방지하며 항상성을 강화하여 부종, 순환 장애 등이 생기지 않고 체력과 소화·흡수·배출 능력을 꾸준히 좋은 상태로 유지하는 것을 목표로 한다. 이 시기를 지나며 환자의 신체 능력은 더욱 안정되어 혹여나 심리적, 육체적 저하 요인이 생기더라도 쉽게 바로잡을 수 있는 상태가 된다. 또한 불안감과 공포에서 벗어나 생과 삶에 대한 자신감이 생기고 긍정적인 마음을 가지며 무리하지 않는 범위에서 활동의 범위를 넓혀갈 수 있다.

마지막으로 네 번째 단계인 유지기다. 약 9개월간 3단계의 치료를 마치고 나면 이후에는 3년 정도 지속적인 관리를 해주어야 한다. 유지기 프로그램을 통해 환자가 치료 이후에도 좋은 컨디션과 활력을 유지할 수 있도록 돕는다.

정화해독, 면역력 회복, 면역력 강화, 체질 개선, 자율신경 조절능력 강화 등 치료를 위한 한약은 정통 한의학적인 체질 이론에 맞추어 개인별 맞춤 처방이 된다. 때문에 부작용이 거의 없으며 뛰어난 효과를 발휘한다. 환자 개개인의 체질과 장부 기능의 편차에 따라 용량을 달리하는데, 소화 기능이 약하거나 평소 열이 많아서 땀을 흘리는 등 체질적 상황에 맞추어 치료가 진행된다.

한약제의 구성 약물은 치료기간에 따라서도 달라진다. 면역력 회복 기간에는 정화해독, 즉 면역력 회복을 치료하는 한약으로 구성되며 그 다음 단계에서는 면역력 강화 및 체질 개선을 집중 치료하는 약물들을 추가로 더 넣는다. 마지막으로는 면역력 증가와 자율신경 조절능력 강화 및 암 재발 방지를 위한 한약으로 마무리를 짓게 된다.

박경호 원장은 항암 면역 치료를 진행할 때 16체질 256가지 유형으로 환자들의 체질을 나누어 진단하고, 해당 체질에 특화된 개인별 맞춤체질 항암 면역 진료를 한다. 한의학적 체질론으로 침과 한약을 사용하기 때문에 인체에 해가 없고, 특히 간과 신장에 부담이 전혀 없는 치료만을 함으로써 환자의 몸에 무리를 주지 않는다.

3-3-3 통합치료시스템

면혁한의원에서 시행하고 있는 항암후유증의 독자적인 통합치료시스템

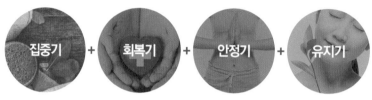

체질분석을 바탕으로 원인을 먼저 파악하고 체질개선과 통기(通氣)·활혈(活血)·해독 정화를 해주는 단계

3month

체질분석을 바탕으로 원인을 먼저 파악하고 체질개선·면역력 강화·자생력 강화를 해주는 단계

3month

체질분석을 바탕으로 원인을 먼저 파악하고 체질개선·신진대사 활성화·오장육부 균형 강화를 해주는 단계

3month

지속적인 관리를 통해서 좋은 컨디션을 유지하고 활력을 유지해주는 단계

3year

암을
막아주는
16체질별 음식

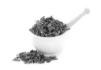

한의학에서는 예로부터 음식과 약은 그 근원이 같다고 했다. 특히나 항암 치료 중인 환자에게 음식은 약만큼이나 중요하다. 박경호 원장은 16체질별로 유익한 음식과 해로운 음식을 나누어 환자들이 더욱 효과적으로 완치될 수 있도록 돕는다. 간단하게 예를 들어보면 다음과 같다.

이만기나 강호동 같은 사람이라면?

• 이런 체질의 사람에게 해로운 음식은 인삼, 계피, 생강, 개고기, 염소고기 등이다. 반대로 유익한 음식은 돼지고기, 해삼, 녹두, 메밀, 알로에, 수박, 참외 등이다.

이윤석이나 김혜자 같은 사람이라면?

- 해로운 음식은 돼지고기, 밀가루 음식, 차가운 우유, 튀김류, 수박, 참외, 메밀 등이다. 반대로 유익한 음식은 인삼, 꿀, 계피, 생강, 마늘, 닭고기 등이 있다.

이처럼 박 원장은 전통 한의학의 체질론으로 환자 개개인의 체질에 맞는 치료와 일상생활의 식이요법, 운동요법을 병행하도록 하여 환자 중심으로 진료하고 치료하기 위해 매일같이 연구를 거듭한다. 이것이 박경호 원장이 이끄는 면혁한의원의 강점이자 자부심이다.

암 치료에 있어서 한의학은 근본적인 면역력 개선과 체질 개선에 치료의 기본을 두고 암세포를 바로 공격하기보다는 면역력을 증강시켜 암세포가 살 수 없는 환경을 만드는 데 중점을 두고 있다. 최근 양방에서도 암 치료의 많은 부작용을 인지하고 면역세포를 활성화시키는 치료법으로 눈을 돌리기 시작했다. 한의학과 달리 양방에서는 이제야 면역력 증강의 방법을 찾기 시작한 셈이다.

암 치료 후, 질환이 재발하거나 다른 병으로 발전하는 것을 막기 위해서는 일상생활에서의 요소들(잘못된 식습관, 육체적 과로, 스트레스, 환경오염 등)로 인해 몸과 마음의 불균형이 생기지 않도록 주의하고 관리하는 것이 매우 중요하다. 치료 후, 면역력 강화와 개선된 체질을 계속 유지하기 위한 노력이 필수적이다. 집중 치료로 몸 상태가 많이 개선되었다고 하더라도 일상생활에서 체질에 맞는 섭생과 관리가 따라가지 않으면 몸은 다시 망가질 수 있기 때문이다. 운동으로 비유하자면 집중적인 운동으로 몸을 만들었더라도 이를 유지하기 위해서 계속 운동을 해주어야 하는 것과 같은 원리다.

한의학의 경전인 《상고천진론》에서는 병이 생기는 데에 마음이 중요한 역할을 한다고 말하고 있다. 《동의보감》에서도 '정신이 몸의 주인이다.'라고 말하며, 주자(朱子) 역시 '마음이 몸의 주인이다.'라는 말을 했다. 이처럼 몸의 이상은 항상 마음의 불안, 초조, 긴장, 공포, 두려움, 화냄, 짜증 등의 부정적인 스트레스를 바탕으로 두고 있다. 이런 심리적인 불안 상태를 개선하기 위해서는 무조건적인 긍정의 마음과 의지를 가져야만 한다. "나는 반드시 나을 수 있다.", "나는 점차 좋아지고 있다."와 같이 긍정적인 말을 속으로 되새기거나 내뱉어 스스로의 마음을 강화시킨다. 프랑스의 자기암시요법 창시자이자 약사인 에밀 쿠에가 권한 "나는 날마다 모든 면에서 좋아지고 있다."를 되뇌는 것도 도움이 되는 좋은 방법이다.

마음을 편안하고 안정되게 해주는 호흡법도 좋다. 편안한 자세로 앉거나 누워서 호흡을 해준다. 억지로 크게, 깊게 할 필요 없다.

그저 몸의 상태에 따라 편안하게 하면 된다. 보통 100식 호흡을 한 번 한 것으로 한다. 처음에는 온갖 생각들로 호흡을 헤아리기가 힘들지만 지속해서 하다보면 100식 호흡까지 끊지 않고 할 수 있게 된다. 호흡에 집중함으로써 마음이 안정되고, 점차 통증에서 벗어날 수 있다는 확신을 가지게 된다.

체질에 따라 먹는 것을 달리해야 한다는 것은 대부분의 우리나라 사람들이 자연스럽게 받아들이는 사실이다. 하지만 무엇을 어떻게 해야 하는지를 정확하게 아는 사람은 드물다. 면역력 증강, 체질 개선, 질병 및 통증의 치료를 위한 한약 외에도 환자의 회복에 큰 부분을 차지하는 것이 있다. 하루에 세 번 먹는 식사다. 우리는 먹는 것으로 활동할 에너지를 얻는다. 치료하고 회복하기 위한 에너지 역시 식사를 통해 얻는다. 체질에 따라 유익한 음식과 피해야 할 음식이 다른데 이 부분의 이해를 돕기 위해 다음처럼 두 가지 체질로 나누어 설명해 보겠다.

먼저 추위를 타고 소화기가 약하며, 꼼꼼한 성격을 가진 사람들이다. 이러한 사람들은 기름진 음식, 인스턴트식품, 밀가루, 설탕 등을 피해야 한다. 이 체질의 사람들은 특히나 먹는 것이 중요하다. 소화에 별 문제가 없는 음식을 먹으며, 심한 스트레스를 피하고 있다면 잔병치레 정도로 끝날 수 있지만 그렇지 않으면 큰 병에 걸릴 확률이 높다. 근육과 인대가 강하지 않고 일상생활에서도 쉽게 피로를 느끼는 타입이므로 체질적으로 육체적인 강인함을 요구하는 일에는 맞지 않다. 따라서 이러한 사람들은 격렬한 운동을 하거나 힘을 많이 쓰는 일을 하거나 정신적 스트레스와 환경오염 등의 상황을 맞닥뜨리게 되면 건강을 잃기 쉽다. 이때에는 특히 먹는 것을 조심스럽게 선택해 소화가 잘되는 것만 섭취하는 것이 좋다. 삶거나 데쳐서 조리하는 것을 추천한다.

반대로 더위를 많이 타고 땀을 잘 흘리는 편이며, 근육질에 육식을 즐기는 체질이다. 이러한 체질의 사람들은 대부분 자신의 건강에 자부심을 갖고 있으며 평소 몸에 좋다는 음식이나 약을 찾아 먹는 사람들이다. 1주일에 2~4회 정도는 고기를 먹어야 기운이 난다고 말한다. 이런 체질에게 질병이 발생하는 경우는 대부분 심한 과로가 중첩되었을 때가 많다.

운동선수들도 여기에 해당된다. 몸을 너무 많이 사용함으로써 근육과 인대가 견디지 못하게 되는 경우이다. 따라서 이들은 식사의 질을 높이되 휴식의 시간을 늘리는 것이 필요하다. 식사는 육류도 괜찮으나 지방을 줄여야 하며, 한 번에 많은 양을 소화시켜야 하는 과식과 폭식은 피하고 조금씩 나누어 먹어 흡수의 효율을 높여야 한다. 이 체질도 마찬가지로 밀가루, 흰쌀밥, 설탕의 섭취는 가

능한 줄이고 인스턴트식품과 튀김도 줄여 지방질과 과도한 식품첨
가물을 피해야 한다.

면혁한의원의 체질 치료는 설문과 함께 이루어진다. 그리고 맥
진(脈診, 맥박), 설진(舌診, 혀 상태), 안진(眼診, 눈 상태), 복진(腹診, 배의
고동 및 탄력과 눌렀을 때 통증)을 통하여 종합적으로 환자의 몸 상태
를 확인한다. 그렇게 확인한 환자의 체질은 네 종류로 나뉜다.

첫째 '기허체질'은 소화기가 약하고 생각이 많다. 몸이 무겁고 사
색을 좋아하는 편이다.

둘째 '혈허체질'은 기본 체력이 강하고 활발하다. 호기심이 많고
곰곰이 생각하기보다는 일단 행동으로 옮기는 행동파다.

셋째 '양허체질'은 유독 추위를 많이 탄다. 찬 음식을 싫어하고
독창적인 생각을 잘한다.

넷째 '음허체질'은 찬 음식을 먹을 때도 땀을 흘린다. 진중하고
우직한 것이 특징이다.

이러한 체질은 대대로 내려오며 여러 체질이 한 사람에게 섞여
다양하게 나타난다. 한 개인에게 기 · 혈 · 음 · 양 체질이 복합적으
로 나타나게 된다. 예를 들어 가슴은 답답하고 얼굴에는 열기가 나
타나지만 손과 발은 차다든가, 배는 차지만 조금만 덥게 되면 얼굴

이나 머리에서 땀이 심하게 난다든가 하는 반대의 성질이 섞여 나타나는 경우이다. 이렇게 섞여 있는 상태를 정확하게 파악하여야 몸을 데워주는 약과 몸을 시원하게 해주는 약, 기운을 보충시켜주거나 열 순환을 잘 시켜주는 약을 어느 정도로 섞어주어야 하는지가 정해진다. A체질에 맞는 음식, B체질에 맞는 약이 같이 정해지는 것이 아니므로 두 가지를 적절히 섞어 섭취해야 한다. 따라서 올바른 복약 지도와 식이요법이 필수적이다.

이와 같은 박경호 원장의 체질 개선 처방은 항암 후유증 관리, 만성피로, 갑상선 질환, 아토피성 피부염, 류마티스관절염 등 난치성 질환에서 뛰어난 효과를 보인다. 박 원장의 치료는 기본적으로 2단계로 치료를 진행한다.

첫 번째 단계는 '해독정화 프로그램'이다. 이 프로그램은 몸의 염증이나 통증 등을 일으키는 물질을 해독하고 정화하는 것이다. 우리는 일상생활을 하면서 체질에 맞지 않는 음식과 생활로 많은 염증 물질들이 체내에 축적되게 된다. 이러한 물질을 대변이나 땀을 통해 체외로 배출시켜 장부의 기능을 회복하고 근육과 인대 그리고 뼈를 건강하고 튼튼하게 만든다. 3개월간 주 1~2회의 해독 약침과 침 치료 그리고 한약으로 치료를 진행한다. 이 단계를 거치면 피부가 깨끗해지고 몸 전체의 활력이 돋고 체력이 증진되며 정신력이 함께 강화됨을 느낄 수 있다.

두 번째 단계는 '면역력 강화 프로그램'이다. 해독정화의 기간을 거쳐 몸의 안정화 단계인 면역력 강화의 단계로 들어가면 3개월간 주 1회 또는 2주 1회의 약침과 함께 개인 체질 맞춤 한약으로 면역력을 증진시킨다. 이는 인체 생명력을 강화시키는 방법으로, 병의 재발을 막을 뿐만 아니라 질병을 적극적으로 예방하는 것이기도 하다. 단순하게 설명하면 감기에 잘 걸리지 않고 만약에 걸리더라도 쉽게 나을 수 있는 체력이 생기는 것이다. 그리고 40대, 50대, 60대에 갑작스럽게 찾아오는 체력 저하나 몸 곳곳이 아픈 증상을 막아주는 역할을 한다.

이러한 체질 개선 치료는 매년 해주는 것이 좋다. 봄과 여름에는 해독정화 프로그램을, 가을과 겨울에는 면역력 증진 프로그램을 해두는 것이다. 짧게는 10일에서 길게는 1개월 정도로 해당 프로그램을 받는다면 면역력 증가와 신진대사 촉진, 체질 개선, 항노화 효과로 피로감 감소와 체력·정력 증진을 경험할 수 있다. 또한 뇌의 활동이 활발히 유지되어 건망증이나 치매도 예방할 수 있게 된다.

일례로 70대 중반의 자궁암 환자였던 B씨가 있다. 지방에서 올라온 B씨는 자궁암 수술 후 체력이 회복되지 않고, 중간 검사에서 암에 대한 소견이 계속 남아 있어 걱정 중이었다. 지방에 거주하고 있어 침구 치료를 꾸준히 할 수 없었기에 박 원장은 한약만으로 치료를 진행했다. 그리고 1~2주에 1회 정도만 내원하여 침구 치료를 하도록 했다. 한약을 3개월 정도 복용하는 동안 자궁암 정기 검진을 통해 깨끗이 회복되었다는 결과가 나와 B씨는 매우 기뻐했다. B씨는 박경호 원장의 치료를 받으며 평소 척추관협착증과 불면증으로 많이 불편하던 것까지 동시에 호전되는 효과를 보았다. 박 원장이 치료 방법이 체질 개선과 면역력 향상으로 오장육부 기운의 균형을 맞추어주는 것이기 때문이다. 박 원장 치료법의 목적은 신체의 모든 기능을 회복시키고, 암이 살 수 없는 환경을 만들어주는 것이다.

앞으로
남은
이야기

           한의사로서 최종적인 목표가 무엇이냐는 질문에, 박경호 원장은 "우리 몸의 기혈이 균형 잡힌 상태가 되도록 돕는 것"이라고 말한다. 의사는 치료를 하고 증상이 완화되도록 돕는 것과 더불어 인간이 평생 동안 스스로 건강한 삶을 유지해 나갈 수 있도록 도와주는 것이 한의학의 역할이라는 말이다.

    인간은 모두 조상으로부터 물려받은 개개인의 유전자를 가지고 태어난다. 우리의 유전자에 새겨진 그 체질이 지금의 나 자신을 만들었기에, 우리는 그 체질을 거스르며 살아가기는 쉽지 않다. 장비가 제갈공명의 사색을 할 수 없고, 제갈공명이 장비처럼 무모해 보이는 행동을 취하지 못하는 것처럼 말이다. 그러나 한의학의 체질론은 장비도 행동하기 전에 신중해질 수 있고, 제갈공명도 생각하는 것을 당장 실행할 수 있는 결단력을 발휘할 수 있도록 돕는다. 박경호 원장은 한의학의 궁극적인 목표는 이렇게 유전자에 새겨진 체질에 좀 더 필요한 부분들이 채워질 수 있도록 도와 균형 잡힌 삶을 살 수 있도록 하는 것이라고 말한다. 음식, 추위, 더위와 같은 외부의 자극을 이겨내고 심한 스트레스나 내부의 문제도 스스로 해결할 수 있는 균형 잡힌 상태 말이다. 이런 몸 상태가 되면 의욕적이며 적극적이고 활발한 정신상태가 되어 매사에 긍정적인 사람이 된다. 박경호 원장은 이러한 체질의 건강함이 인생을 건강하게 만들고 인생의 성패를 좌우한다고 한다. 이는 곧 그가 끊임없이 더 깊은 연구를 하는 이유이기도 하다.

박경호 원장은 한의사로 살아오며 다른 무엇보다 환자들이 주변 환경으로 인해 치료를 중단해야 하는 상황을 맞닥뜨리는 것이 가장 슬프고 안타까웠다고 했다. 더불어 잘못 알려진 속설과 낭설로 인해 치료받기를 두려워하는 일을 볼 때도 마음이 힘들다고 덧붙였다. 그래서 적어도 돈이 없어서 혹은 다른 이유로 치료를 중단하는 일이 없도록 최대한 도울 수 있는 한의사가 되고 싶다고 한다.

박 원장은 한의학을 통해 사람들을 사랑하는 법을 배워나가는 것이 목표이며, 평생을 통해 한의학의 진수를 익혀나가는 것이 한의사의 사명이라고 생각한다. 환자를 진료할 때에도 최대한 그들의 상황에 맞게 배려하여 상담하고, 어떤 방식으로 한 사람 한 사람과 치료를 진행해 나갈지 결정하고, 그들이 최선의 치료를 받는 동시에 최대의 결과가 나올 수 있도록 사랑으로 이끌어가야 한다는 생각이다.

사람에 대한 사랑과 한의학에 무한한 애정을 가지고 진리를 탐구하며, 환자들을 끝까지 사랑하는 마음을 가진 한의사야말로 진정한 '명의'라 생각한다는 박경호 원장. 그는 한의사를 꿈꾸는 후배들에게 이런 당부를 전했다.

"한의학은 단순한 치료가 아닌 인류가 찾고 싶어 하고 갈망하는 철학과 진리가 바탕된 학문입니다. 치료 기술의 완벽한 이해와 더불어 진리를 찾고자 하는 열망과 스스로를 포함한 모든 이를 사랑하는 마음으로 한의사의 삶을 살면 좋겠습니다. 환자마다 개개인의 특성과 체질에 맞게 상담하고 치료할 수 있는, 자연친화적이며 개별맞춤 의학으로써 한의학을 이해하고 그 무한한 치료 영역에 지속적으로 성장할 수 있는 노력을 게을리 하지 않기를 바랍니다. 한의학을 통해 매일매일 자신의 내면의 성장을 동시에 이루어나가길 바랍니다."

박경호 원장은 앞으로의 생을 한의학의 철학과 진리를 탐구하여 환자들에게 보다 양질의 의료를 제공함과 더불어 사랑을 전하고 싶으며 또한 체질에 대한 연구를 보다 많은 환자들에게 전하여 그들의 삶이 더욱 건강하고 행복해지도록 돕고 싶다고 밝혔다. 그리고 많은 한의사들과 같이 연구하고 토론하며 한의학의 진리를 나누고 싶다고도 했다.

위장병 클리닉

중앙제일한의원

약력

- 상지대학교 한의과대학 한의학박사
- 상지대학교 한의과대학 겸임교수
- 대한한의학회 경락경혈학회 정회원
- 대한한의학회 한방비만학회 정회원
- 대한한의학회 한방피부과학회 정회원
- 대한한의학회 통증제형학회 정회원
- 대한한의사협회 동해시 한의사회 회장 역임
- 동해시 지역보건의료심의위원회 위원
- 동해시 장기요양등급판정위원회 위원

기타

- 홈페이지 www.jjhaniwon.com

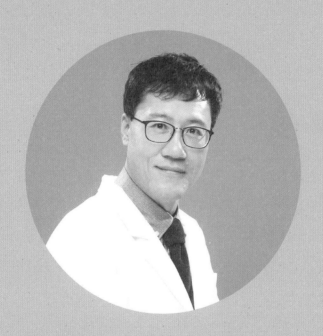

몇 십 년을 앓던 위장병도
해결하는 처방은 할아버지와 아버지
그리고 나의 족보

김성진 한의학박사 | 중앙제일한의원 대표원장

대를 잇는 한의사,
신뢰를 이어가는
한의사

드물긴 하지만 몇 백 년의 전통을 이어
오는 한의사 집안을 만날 때가 있다. 그들은 평생을 환자를 치료하
고 살려내며 시간을 보내고, 그 다음 세대가 그 모습을 보고 자라도
록 해 자연스럽게 대를 이어간다. 오랫동안 사람이 건강하게 사는
방법을 연구해온 그 내용들을 전수하여 한 명이라도 더 많은 사람
을 치료하고 행복하게 살도록 하는 것이 그들의 운명이자 사명이라
고 생각하기 때문이다. 그들은 부와 명예보다 더 많은 사람을 살려
내는 것이 훨씬 가치 있는 일이라고 생각하며, 죽기 직전까지 자신
이 갈고닦아온 학문을 다음 세대에 하나라도 더 전해주기 위해 노
력한다.

중앙제일한의원의 김성진 원장이 바로 그런 한의사 집안에서 태어나 그 대를 이은 사람이다. 어린 시절부터 할아버지, 아버지가 환자들을 진찰하고 처방하는 모습을 보며 자란 그는 자연스럽게 한의사가 되었다. 어릴 때부터 한의원은 그의 학교였고 놀이터였으며 집이었다. 사람을 살리고 치료하는 것이 얼마나 값진 일인지에 대해 몸과 마음으로 느꼈으리라는 건 말할 필요가 없을 정도이다.

그런 그가 자신의 한의원을 개원한 지도 어느덧 20년이 넘었다. 개원 초기부터 지금까지 자신을 찾아와주는 환자들을 볼 때면 한의사로서 보람과 기쁨을 느낀다고 한다. 크든 작든 김 원장의 치료를 한번이라도 받았던 환자들은 모두 그를 믿고 자신의 건강을 맡긴다. 그가 알고 있는 모든 지식과 섬세한 손길로 자신을 치료해주리라는 것을 잘 알기 때문이다. 아주머니였던 분이 할머니가 되어서까지, 학생이었던 사람이 결혼해서 아이와 함께 자신을 찾아오는 모습을 볼 때마다 김 원장은 더 열심히 연구하고 노력해야겠다는 다짐을 하게 된다. 그들이 자신에게 가진 신뢰를 결코 저버리지 않고 싶은 마음에서이다. 전국 각지에서 중앙제일한의원을 찾아오는 것도 이러한 그의 마음이 전달되었기 때문이 아닐까 하는 생각이다. 물론 그의 명성만큼이나 처방 또한 그들에게 신뢰를 주기에 충분하다.

김성진 원장의 별명은 '요술손'이다. 허리를 삐끗하여 내원했던

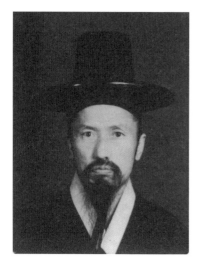

《할아버지 한의사 김경렬》

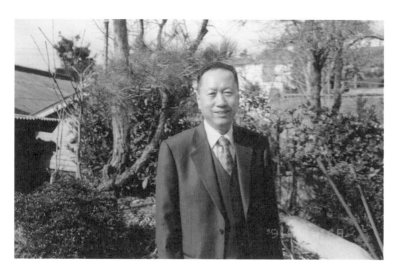

《아버지 한약업사 김기승》

한 환자분이 지어준 것이다. 구부정한 자세로 그의 한의원을 찾아왔던 환자가 '손침'이라는 치료를 받고 허리가 쫙 펴지자 "세상에! 원장님 손은 정말 요술손이네요!"라고 해 생긴 별명이다. 환자의 질환뿐 아니라 아픈 마음과 응석까지 받아주는 한의사이기도 하다. 진료실 한편에 놓아둔 티슈의 용도가 환자의 눈물을 닦아주기 위한 것이라 한다. 그의 한의원을 찾아온 사람들이 진료를 받는 순간부터 완치되어 나가는 순간까지 그들을 위한 배려가 깊이 깔려 있음을 알게 해주는 장면 중 하나다.

그는 그렇게 할아버지가 그랬고 아버지가 그랬던 것처럼, 어느덧 가족의 대를 이어 많은 사람들에게 신뢰를 받는 한의사가 되었다.

한국인의 고질병인
위장 질환,
어떻게 치료할까

김성진 원장이 이끄는 중앙제일한의원의 주력 치료 질환은 위장병이다. 화병, 불임, 비만, 만성피로, 만성변비, 부인과 질환, 피부 질환 등도 그가 진료하는 주된 질환이다.

인체는 입부터 항문까지 하나의 길쭉한 관이라고 할 수 있다. 그 관을 부위에 따라 구강, 식도, 위장, 십이지장, 소장, 대장, 직장, 항문으로 이름을 붙인 것에 지나지 않는다. 소화불량으로 내시경 검사를 해봐도 특별한 소견이 없는데 계속 소화가 잘 안 되고 더부룩하고 가스가 차서 불편한 증상을 호소하는 사람들이 많다. 이것을 기능성 소화불량이라고 하는데 이런 증상을 보이는 사람들 중 병원에서 처방받은 약을 먹어도 별다른 호전을 보지 못하는 이들이 적지 않다. 소화불량으로 한의원 치료를 받았던 사람들 대부분은 이후 또 소화불량에 걸렸을 때 일반 병원에 갔다가도 다시 한의원으로 돌아온다. 소화기 환자는 단순하게 간단한 약 처방으로 해결할 문제를 가진 환자가 아니기 때문이다.

소화불량의 치료는 범주를 넓혀보면 스트레스를 동반한 케어의 차원으로 보아야 한다. 단순히 '치료'적인 차원으로만 접근해서는 장기적으로 보았을 때 크게 나아지는 것이 없을 수 있다. 이는 기능성 소화불량뿐 아니라 식도염, 위염, 위궤양, 대장, 심지어 위암까지도 해당되는 사안이다.

위장병에 해당하는 대표적인 증상이 바로 소화불량이다. 식후에 배가 아프거나 더부룩하거나 가스가 차고 트림이 나오거나 신물이 올라오거나 속이 쓰린 것이 대표적인 증세이다. 이러한 증상 이후에 두통, 어지럼증이 발생하면 이 증상은 이명이나 이석증으로 발전할 수도 있다. 만성화가 되면 수족냉증, 생리불순, 생리 전 증후군, 얼굴에 반복적으로 뾰루지가 발생하는 증상이 나타날 수 있다. 또한 만성화로 인해 무기력증과 빈혈이 초래되어 골다공증이 발생하게 될 수 있다. 더 심해지면 우울증이나 수면장애 그리고 공황장애까지 발생할 수 있으므로 소화불량을 우습게 보았다가는 정말로 큰코다치게 될 수 있다. '한국 사람들 대부분이 소화불량을 안고 있다.'고 말할 정도로 위장병은 고질병이 되어서 무감각하게 생각하는 사람들이 많은데, 이것을 그냥 두면 나중에 생각지도 못한 병으로 커진다는 사실도 알아야 한다. 그때가 되면 이미 늦었기 때문이다.

우리나라 질환의 통계를 보면 위암 발생률이 전체 암 중 1위를 차지한다(국가암등록통계사업 2017년 12월 발표). 위장병이 발병하는 주된 원인은 한의학적으로 봤을 때 크게 선천적 요인과 후천적 요인으로 나뉜다. 먼저 선천적 요인은 흉곽이 좁은 체질일 때다. 이러한 체질을 타고난 사람은 위장의 크기가 작고, 먹는 양이 항상 적다. 밥 한 공기를 다 먹지 못하는 사람이 대부분이며 먹어봐야 3분의 1 공기를 못 먹는 사람도 있다. 먹는 양이 적다 보니 이들의 체내에는 열량화가 감소하고, 이로 인해 늘 손발은 물론 몸 자체가 차다. 대체로 이 체질을 가진 사람들은 예민한 편이다.

'저는 그런 체질이 아닌데요?'라고 반문할 수 있다. 물론 체질이 그렇지 않은 사람도 있다. 그런 경우 보통 후천적 요인으로 인해 위장병이 발생한다. 먼저 잘못된 생각이 위장병 발병의 원인이 된다. 그중 화(火)와 스트레스에 민감한 사람들은 특히나 위장병을 조심해야 한다. 위장병에 있어서 스트레스는 굉장히 큰 부분을 차지하기 때문이다. 근심과 질투를 낙관으로 바꿔야 하고, 독점욕과 소유욕을 봉사정신과 사랑의 정신으로 바꿔 스스로가 편해져야만 한다. 절제하고 스스로의 마음을 비우는 연습을 하여 심신을 편하게 해야 위장병 발병 확률을 조금이라도 줄일 수 있다.

또 다른 후천적 요인은 바로 식습관이다. 음식을 빨리 먹는 것은 위장병을 부르는 원인이 된다. 위장병 환자들 중에는 성격이 급한 사람, 음식을 빨리 먹는 사람들이 굉장히 많다. 또한 차가운 음식을 자주, 반복적으로 먹는 것 역시 위장병의 원인이 된다. 체질적으로 몸이 더운 사람은 찬 음식을 자주 먹어도 괜찮다. 그러나 몸이 찬 사람이 찬 음식을 먹는 것은 몸 안에 독을 넣는 것이나 마찬가지다. 본래 차가운 몸에 차가운 음식이 들어가게 되면 그 음식이 위장, 대장의 온도를 떨어뜨리게 된다. 온도가 떨어진 장기를 데우려면 상당히 많은 에너지가 소모되어야 한다. 따라서 다른 곳에 쓰여야 할 에너지까지 끌어오게 되어 몸에 이상이 생기는 것이다. 지나치게 맵고 짠 음식을 좋아하는 것 역시 위장병의 원인 중 하나이므로 이러한 식습관을 가진 사람이라면 몸을 생각해 줄여가는 것이 위장병 예방을 위한 길이다.

한국인은 대체로 맵고 짠 음식을 좋아하고, 자극적인 조미료가 많이 들어간 국에 밥을 말아 시간에 쫓기듯 먹는 것이 습관이 되어 있어 위장병을 피하기 힘든 경우가 많다. 바쁜 현대인들은 이러한 나쁜 식습관이나 좋지 않은 음식 섭취, 여기에 수많은 스트레스 환경에 놓여 있기 때문에 위장병을 피하기가 힘들다. 작은 습관부터 바꾸어나가고 스트레스를 해소할 수 있는 자신만의 방법을 찾는 것이 시급하다고 할 수 있다.

연령대에 따른
위장 질환
발병률은

위장병에 취약한 환자군은 대표적으로 40~50대의 여성, 고령의 노인, 유아기의 아동이다. 그러나 전 연령에서 고루 나타나는 질병이므로 해당 연령대에 포함되지 않는다고 해서 안심해서는 안 된다.

어린이집, 유치원, 초 · 중 · 고등학교에 다니는 사람의 경우, 즉 유아기부터 학생들까지 성장하는 시기에는 평소 밥을 잘 안 먹거나 편식이 심한 경우가 대부분이어서 영양불균형이 심하다. 그러다 보니 몸이 축축 처지고 감기에 잘 걸리고 체력적으로 힘들어하는 경우가 많다. 그로 인해 성장 발달 과정에 문제가 야기되고 이것이 위장병으로 발병하게 되는 경우가 대부분이다. 어린 나이의 환자들은 일단 입맛을 돋우어 밥을 잘 먹도록 유도해 영양공급이 원활해지도록 해야 한다. 체력이 우선적으로 보강되어야 위장병의 치유는 물론, 이후의 발병도 예방할 수 있다.

20~30대 여성의 경우, 직장 여성 또는 가정주부가 대부분이다. 이들은 과도한 스트레스로 조금만 스트레스를 받아도 잘 체하고 극심한 두통과 어지러움, 울렁거림의 증상을 반복적으로 보인다. 특히 생리 전에 더 심한 생리 전 긴장 증후군을 보인다. 이들의 경우 자율신경을 조절하는 치료가 필요하며 스트레스를 해소할 수 있는 본인만의 취미 개발이 요구된다. 취미나 스포츠, 요가, 명상 등으로 스트레스를 해소시키는 것이 이 연령대 환자군의 필수적인 치료 요소다.

30~40대의 남성 역시 20~30대의 여성들과 마찬가지로 스트레스가 위장병 발병의 주원인이다. 더불어 이들은 과도한 음주와 폭식으로 인해 복부비만과 영양과잉까지 갖고 있는 경우가 많다. 담음(노폐물) 정체가 되어 복부에 가스가 많이 차고 더부룩함과 팽만감, 대변불상으로 만성피로를 느낀다. 이들의 경우 영양과잉으로 인한 체내 노폐물을 제거하고 맑은 피를 새롭게 공급해주는 처방으로 치료하면 저절로 복부가 들어가고 더부룩함, 팽만감이 해소된다. 치료를 마친 후엔 만성피로 역시 회복될 수 있다.

60~70대 노인의 경우 식욕 저하와 만성 위무력(위가 무기력해진

상태)으로 인한 영양결핍이 위장병 발병의 주원인이다. 이러한 영양결핍이 발생하는 이유는 많은 노인들이 혼자 살기 때문이다. 혼자 살기 때문에 치아가 나빠져도 제때 치과에 가지 못하고, 장기간 혼자서 밥 먹는 기간이 지속되면서 식욕 저하가 오고 만성적으로 위무력에 빠지게 되고 영양결핍으로 이어진다. 앞선 어린 세대를 치료할 때와 마찬가지로 이들 역시 입맛을 돌아오게 만들어주는 것이 급선무다. 김치 하나를 먹더라도 맛있게 먹을 수 있도록 입맛이 돋우어지게 치료를 진행하여 체내에 영양이 공급되게 해줘야 한다. 영양이 제대로 공급되면 체내의 열량이 증가하고, 그로 인해 신진대사가 좋아져 몸에 생기가 돌게 된다. 단순히 링거 한두 대 맞는다고 해결될 일이 아니다.

이외에도 젊은 세대들의 '혼밥'과 '혼술', 과도한 인스턴트식품과 간편 조리식 식사, 화학조미료나 색소가 첨가된 가공식품 등도 위장 질환을 초래한다. 앞에서 말했듯 현대인의 경우 과도한 스트레스에 노출됨에 따라 더 짜게, 더 맵게 먹는 경향이 높아진 것도 위장 질환 발병률을 높이는 데에 큰 축을 담당하고 있다.

위장병에 대한
중앙제일한의원의
10가지 처방

김성진 원장은 위장을 우리 몸의 '교통 사거리'라고 표현한다. 소화가 되지 않으면 우리 몸의 위와 아래는 교통체증이 생긴다. 잘 먹고 배변도 잘하는 사람이 잘 웃고 잘 자고 매사에 활동력이 있다. 하지만 소화가 되지 않는 사람은 늘 예민하며, 모든 일에 의욕이 나지 않는다. 참으로 단순한 원리인 듯하지만 이 원리는 교통체증을 생각해본다면 진리이기도 하다. 위와 아래가 잘 소통되고 술술 뚫려야 우리 몸 전체의 순환도 잘되고 모든 장기들이 잘 굴러가 제 역할을 한다. 종종 불임 때문에 찾아오는 환자에게 위장병 때문이라고 이야기하면 깜짝 놀란다. 사거리가 꽉 막혀서 아랫배로 내려오는 영양과 혈류량의 감소로 인해 자궁이 냉한데 어떻게 거기서 새로운 생명이 자리를 잡을 수가 있겠는가. 꽁꽁 얼어붙은 한겨울 차가운 땅에 아무리 좋은 씨를 열심히 뿌려도 싹이 나지 않는 것과 같은 원리다.

그래서 김성진 원장은 건강을 다스리기 위해서는 위장을 잘 다스려야 한다고 말한다. 몸에서 가장 중요한 역할을 하는 위장을 고치기 위한 연구를 대를 이어 계속해온 이유도 바로 이 때문이다. 그렇다면 위장병에 대한 한약 치료는 어떤 처방이 내려질까? 김성진 원장은 크게 10가지 경우에 따라 다른 처방을 내린다.

첫 번째는 선천적으로 흉곽이 좁아 먹는 양이 적고 몸이 차고 손발이 찬 경우다. 이러한 환자의 경우 생강, 건강, 계피, 부자 등으로 몸을 덥히고 대사성을 높이는 처방으로 치료를 진행한다.

두 번째는 조금만 스트레스를 받아도 잘 체하고 생리 전에 증상이 심한 경우다. 이들의 경우 목단피, 시호, 치자 등을 처방하여 치료를 진행한다.

세 번째는 복부비만, 영양과잉으로 체내에 독소가 축적되어 담음이 정체된 경우다. 이러한 환자의 경우에는 택사, 의이인, 나복자, 숙지황 등을 처방하여 치료를 진행한다.

네 번째는 잘 먹지 못해서, 영양결핍으로 위장병 질환이 생긴 노인들의 경우다. 이들은 산약, 숙지황, 구기자, 백하수오, 동충하초 등을 처방하여 치료를 진행한다.

다섯 번째는 밥을 잘 먹지 않고 편식하여 영양불균형이 원인인 어린이, 학령기 자녀들의 경우다. 이들은 백출, 산사, 백두구, 당귀, 산수유 등을 처방하여 치료를 진행한다.

여섯 번째는 역류성 식도염이 원인인 경우다. 이런 환자들에게는 갈근, 용안육, 소엽을 처방하여 치료를 진행한다.

일곱 번째는 과민성 대장염의 경우다. 이들에게는 산약, 황금, 황련, 후박을 처방하여 치료한다.

여덟 번째는 궤양성 대장염의 경우다. 유근피, 금은화, 연교 등을 처방하여 치료를 진행한다.

아홉 번째는 위염, 위궤양, 십이지장궤양의 경우다. 백출, 신곡, 유향 몰약을 처방하여 치료를 진행한다.

마지막 열 번째는 위암 수술 후 영양관리가 필요한 경우다. 이들에게는 백편두, 동충하초, 귀전우 등을 처방하여 치료를 진행하고 영양을 관리해준다.

소화불량에 관련해서는 인터넷 검색창에 몇 글자만 넣어 찾아봐도 수많은 정보들이 우수수 쏟아진다. 때때로 체하거나 속이 좋지 않을 때 무엇을 먹으면 좋을지 찾아보는 사람도 많이 있다. 이번 기회를 통해 위장병 질환에 좋은 음식과 나쁜 음식은 어떤 것이 있는지 정확하게 알아두면 좋다.

먼저 좋은 음식에 대해 이야기해보자. 위장에는 무엇보다 배변 활동에 좋은 섬유질 음식이 좋다. 좋은 물, 야채, 차(차갑지 않게), 매실, 좁쌀(차조), 안남미 등이 좋다. 입에만 좋고 몸에는 좋지 않은 자극적인 음식은 가급적 피하고, 담백한 맛이 최고의 맛이라는 생각으로 담담함을 즐기는 식습관을 가지면 좋겠다.

나쁜 음식으로는 어떤 것이 있는가. 우선 차가운 음식은 대부분이 좋지 않다. 찬물, 찬 음료, 차가운 과일, 빙수, 아이스크림 등이 해당된다. 여름에 특히 속병이 나서 찾아오는 사람들이 많은데 찬 음식을 먹어서인 경우가 많다. 이열치열이라고 오히려 더울 때는 더운 것으로 속을 다스리는 게 더 도움이 된다. 찬 음식은 일시적으로 시원하고 속이 개운한 느낌은 줄지 모르지만, 궁극적으로는 몸에 무척 해롭다. 글루텐이 소화되지 않는 사람이 많으므로 밀가루 역시 좋지 않은 음식에 속한다. 인기를 끌고 있는 브런치 레스토랑에 가보면 빵, 피자, 파스타 등 밀가루 음식이 엄청나게 많이 나오는 것을 볼 수 있다. 보기엔 아주 먹음직스럽고 맛도 좋지만 글루텐을 소화하지 못할 경우 위장에 많은 부담을 줄 수 있다.

너무 매운 음식, 너무 짠 음식, 단단하게 뭉친 음식(김밥, 고두밥, 떡 등), 가공식품(베이컨, 햄, 소시지 등) 역시 좋지 않다. 이런 음식을 자주 많이 섭취하는 경우 위장에는 매우 좋지 않다. 종종 너무 바싹

익히거나 탄 음식을 즐기는 사람이 있는데 이것도 좋지 않다. 특히 고기 같은 경우 불판에 굽지 말고 찌거나 삶아서 먹는 것이 좋다. 또 현미, 귀리, 잡곡밥은 영양은 좋지만 소화에는 좋지 않으므로 이 역시 좋지 않은 음식에 속한다. 영양적인 면에서 봤을 때 이런 음식들은 도움이 될 수 있으나 선천·후천적으로 소화 기능이 떨어지는 경우에는 소화가 잘 안 되어 고생할 수도 있다. 마지막으로 기름이 많은 음식 역시 위장 질환에는 좋지 않은 음식이다. 요즘에는 우리나라도 튀김 음식이 발달해서 현대인들이 자연스럽게 튀김 음식들을 접하게 되는데, 위장 질환이 있는 사람에게는 좋지 않다.

얼마 전부터 혼술과 혼밥이라는 말을 쓰기에 무언가 하고 봤더니 혼자 먹는 밥, 혼자 먹는 술을 의미한다고 한다. 젊은 사람들은 이제 식당이나 술집 등에서 자연스럽게 혼자 밥을 먹거나 술을 마신다. 그러나 여럿이서 먹을 때보다 훨씬 빠르게 식사를 하게 될 테고, 복잡한 음식보다는 간편식을 찾게 될 수밖에 없다. 요즘에는 전자레인지에 데우기만 하면 간편하게 먹을 수 있는 간편식들이 많이 나오고 있고, 이미 오래전부터 편의점에 가면 24시간 먹을 수 있는 인스턴트식품들이 널려 있다. 간편조리를 할 수 있는 음식들은 대부분 신선함보다 자극적인 것이 많고 MSG나 색소가 첨가된 가공식품인 경우가 대부분이다. 이런 음식을 지나치게 섭취하다 보면 당연히 위장에 병이 생기기 마련이다.

또한 밤늦게 먹는 야식이나 불규칙한 식사 습관으로 인해 위장병 환자들이 급증하는 추세다. 이런 환경에 노출되어 있거나 습관이 든 사람의 경우, 평소에 내시경 검사로는 이상이 없거나 있어도 경미한 염증 소견이 나온다. 누구나 있을 수 있는 역류성 식도염 또는 경미한 위염 정도인데 이것이 지속되면 소화불량과 더부룩함, 가슴이나 명치 등의 답답한 증상을 호소하게 된다. 이러한 환자들은 섭생에 유의하면서 지속적인 복부 마사지나 뜸 치료 그리고 독활지황탕 등의 탕약 복용으로 치료하면 속이 많이 편해질 수 있다. 하지만 무엇보다 나쁜 습관을 고치는 것이 가장 중요하다. 때때로 김성진 원장은 환자들에게 평소 좋지 않은 습관들을 하나씩만 천천히 고쳐나가는 것이 어떤 치료약보다도 위장병을 치료하는 가장 빠른 길이라고 이야기하기도 한다.

위장 질환은 쉽게 자주 걸리고 나아졌다가도 재발하는 경우가 많아 생활 속에서 불편함을 주는 질환이다. 안타깝게도 위장 질환은 어떤 원인으로든 재발이 반복된다. 위장관 벽의 변형으로 위축성 위염이 생기고, 위암으로 발전할 수도 있기에 위장 질환은 더욱 특별한 관리가 필요하다. 영양결핍, 영양불균형을 부르는 지속적 식체는 영양 흡수력 저하로 이어지고, 이는 수족냉증과 같은 몸이 차가워지는 증상으로 나타난다. 더 진행될 시 면역력이 저하되고 감기에 잘 걸리는 몸이 되며 골다공증이나 대상포진 등의 증상이 나타날 수 있다. 각종 면역력 저하 질환이 생겨 버리는 셈이다.

반대로 영양과잉을 부르는 지속적 식체는 위장 질환의 재발을 반복하게 만든다. 이는 거식, 폭식의 반복으로도 나타난다. 증상이 심해지면 우울증, 만성화가 나타나고 더 심해지면 불면증, 무기력증의 증상을 보인다. 이후 번아웃증후군에서 심하면 공황장애와 같은 정신적 질환으로까지 발전할 수 있으므로 이 역시 매우 위험하다. 20~30대들이 조금만 스트레스를 받아도 소화가 잘 안 되고, 생리 전 증후군으로 고생하며 자주 두통을 호소하는 것도 모두 위장 질환으로부터 야기되는 경우가 많다. 음식을 먹어도 열량화가 잘 안 되기 때문에 몸이 차고, 앞에서도 이야기했듯 그렇게 차가워진 몸은 불임으로까지 이어지게 된다. 한의학에서는 위장에 탈이 났다고 해서 '담적'이라고 부르는 위장병은 단순히 소화만 안 되는 것으로 그치는 것이 아니라 두통을 유발하고, 그 외에 위에서 말한 다양한 증세들을 동반할 수 있어 예방과 관리가 매우 중요하다.

위장병,
평소에
예방할 수 있을까

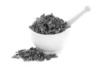

　현대인들은 때때로 영양이 과잉되어서 문제가 되기도 한다. 잘 못된 식습관이나 불규칙한 식사, 자극적이고 몸에 좋지 않은 재료로 만든 음식으로 인해 탈이 나기도 하지만, 과잉되게 영양을 섭취하는 것도 결코 몸에 좋지 않다. 과거에는 못 먹는 것이 항상 문제가 되었는데, 오늘날에는 '먹어서 죽는다.'는 말이 참 잘 들어맞을 때가 있다. 몸이 원활하고 균형 잡힌 채 돌아가지 않는 상태에서 영양이 과잉될 정도로 많은 음식을 섭취하다 보면, 우리 몸에는 독소 (담음, 노폐물, 활성산소 등)가 많아져 그걸 제거하기 위해서 불필요한 에너지를 많이 쓰게 된다. 몸에 활성산소가 많아지면 세포들이 손상되면서 각종 질병이 나타날 수 있기 때문에 우리 몸은 더욱 빨리

병에 노출되게 된다. 독소가 생기지 않는 식습관을 들이고, 적절한 해독을 통해 몸에 독소를 제거하려는 노력이 필요하다.

반대로 혼자 사는 60~70대 노인이나 청소년기에는 영양 결핍으로 인해 위장병을 앓는 경우도 많다. 이들은 오히려 균형 잡힌 식사를 통해 위장병이 재발하지 않도록 개선이 필요한 경우다. 무엇이든 과해도 부족해도 좋지 않은데, 이는 음식 섭취에 있어서도 해당되는 것으로 영양의 과잉과 결핍 모두 위장병에는 좋지 않다.

위장병을 평소에 예방하기 위해서는 늘 먹는 음식과 습관에 무엇보다 신경을 써야 한다. 먼저 자신이 어떤 상태인지 제대로 진단을 받은 후 그에 맞춰 음식을 섭취하고 나쁜 습관을 제거해 나갈 필요가 있다. 김성진 원장은 환자들을 치료하면서 자신의 몸 상태에 대해 너무 무지해서 아픔이 느껴지는 데도 그냥 내버려두거나 큰병으로 발전될 소지가 있는 데도 불구하고 그냥 대수롭지 않게 생각하고 있다가 뒤늦게야 부랴부랴 자신을 찾아오는 환자를 볼 때 안타까움을 느낀다고 한다.

전국 각지에서 김 원장의 진료를 받기 위해 수많은 환자들이 찾아온다. 이들을 치료했던 김 원장의 이야기는 많기도 하고 특별하기도 하다.

한번은 어려서부터 소뇌위축증으로 거동이 불편했던 26세의 환자가 김 원장을 찾아왔다. 그는 만성 위장염과 대장염으로 평소에 설사를 자주했다. 소뇌위축증에 대한 양약을 오래 복용하다 보니 당 수치가 올라가서 더 이상 설사약을 쓸 수 없는 상태가 되자 수소 문 끝에 마지막 희망으로 김성진 원장을 찾아온 것이었다. 이미 오 랫동안 약을 복용해온 탓에 심신이 지친 그를 보자 김 원장은 안쓰 러운 마음이 들었다. 김 원장은 지속적으로 그를 관찰하면서 치료 를 해나가기 시작했고, 약과 함께 생활습관을 개선하도록 섬세하게 관리해주었다. 그렇게 꾸준한 치료 끝에 병세가 호전되더니 어느새 만성 위장염과 설사 증세가 많이 나아지는 결과를 볼 수 있었다. 환 자뿐 아니라 모두가 놀랐고 김 원장도 그 어느 때보다 기뻤다고 한 다. 소뇌위축증 자체는 관리가 어려워도 소뇌위축증 치료 중 발생 한 위장병과 만성 설사는 관리가 가능하다. 이 환자는 지금도 한의 원에서 꾸준히 관리를 받고 있다.

어지럼증이 심한 H씨는 신경정신과와 이비인후과를 전전하며 치료하기 위해 애썼지만 증세가 나아지지 않아 고생 중이었다. 그 러던 중 혹시나 하는 마음으로 중앙제일한의원에 찾아왔다. 김 원 장은 H씨의 상태를 살펴보니 어지러움의 원인이 스트레스와 잘못 된 식습관, 위장병으로 진단하고 그에 맞는 한약 처방과 더불어 침 치료를 진행했다. 어지러움의 원인이 여러 가지가 있지만 귓속의 달팽이관이나 빈혈 등의 원인이 아니었던 것이다. 특이 케이스라고 생각했지만 자신이 지금껏 배워온 것들을 믿고 치료를 한 끝에 증세는 호전을 보였고, 오랫동안 치료할 수 없었던 병이 완치되는 쾌거를 보게 되었다.

다운증후군 환자였던 25세 K씨도 요술손인 김 원장의 치료를 통해 좋은 경험을 한 환자다. 그는 만성 소화불량으로 인해 가슴이 답답하고 명치가 꽉 막힌 느낌을 안고 살았으며 설사도 잘 멈추지 않았다. K씨는 김 원장의 처방과 치료를 받으며 멈추지 않던 설사를 치료할 수 있었다. 많은 사람들이 설사와 변비를 반복하면서도 대수롭지 않게 생각한다. 하지만 이를 그냥 놔두면 큰 병이 될 수 있는 매우 위험한 증세다. K씨는 잦은 설사로 불편함을 겪고 있던 터라 김 원장은 가장 먼저 이 부분을 해결했던 셈이다. 병이 완치될 수 있다는 희망을 가진 K씨는 남은 증상들을 치료하기 위해 계속해서 한의원을 찾아오고 있다. K씨의 경우 현재진행형인 환자로, 김 원장은 그를 지켜보며 지속적으로 치료 관찰을 하고 있다. 위장 질환은 하루 이틀 만에 증상을 완화하는 것으로는 병을 절대 치료할 수 없기에 더욱 지속적인 치료를 필요로 한다.

김성진 원장은 환자들을 치료하면서 병이 생기기 전부터 몸을 잘 관리해서 아프지 않고 평생 건강하게 사는 것이 가장 중요하면서도 어려운 일이라는 것을 알게 되었다. 그래서 김성진 원장은 위장 질환을 예방하기 위한 방법은 '잘못된 습관을 바꾸는 것'이라고 단언한다. 잘못된 습관을 바꾸는 가장 좋은 방법은 좋은 습관을 키우는 일이다. 위장 질환을 예방하고 인생의 질을 높이는 좋은 습관으로 김 원장은 다음과 같은 방법을 말한다.

첫 번째는 자신의 몸에 맞지 않는 음식은 되도록 덜 먹는다. 본인이 먹어보았을 때 소화가 잘 안 되는 음식은 되도록 먹지 않는 것이 좋다. 휘발유차에는 휘발유를, 경유차에는 경유를 넣어야 하는 것과 같은 원리다. 이처럼 맞지 않는 음식에 어떤 것이 있는지 스스로 찾아보는 것이 중요하다. 차가운 음식과 밀가루의 경우 맞지 않는 사람이 많으므로 특별히 더 주의해야 한다.

두 번째는 빨리 먹지 않는 것이다. 소화불량이 심한 사람이라면 숟가락 크기를 줄여서(티스푼도 좋다) 50번 이상, 100번 이상 씹어 먹는 것이 좋다. 그리고 생각하는 것 역시 한 박자 느리게 하면서 살아가는 것이 좋다.

세 번째는 충분한 숙면을 한다. 현대인들은 대부분 수면 시간이 짧다. 오래 자더라도 깊이 잠을 자는 사람은 많지 않다. 수면은 양뿐만 아니라 질도 중요하다. 수면 시간은 위장과 대장이 모두 푹 쉴 수 있는 진정한 휴식 시간이기 때문이다. 위장과 대장은 수면 시 분비되는 호르몬에 의해 회복되므로 질 좋은 수면은 필수다.

네 번째는 야식을 먹지 않는다. 밤은 장이 쉬는 시간이다. 그런

데 이때 야식을 먹게 되면 위장과 대장이 쉬지를 못하게 된다. 습관적으로 야식을 먹으면 자면서 음식이 식도로 역류할 수 있으므로 야식은 위 건강을 위해선 필히 근절해야 한다.

다섯 번째는 밥 먹는 것 외에 간식을 줄인다. 간식은 위장과 대장을 쉬지 않고 일하게 만드는 행위이므로 위장을 혹사시켜 질환을 유발시킨다.

여섯 번째는 과식을 하지 않는다. 과식은 몸에 독소를 쌓이게 만든다. 독소는 활성산소를 뜻하며 이는 노폐물 축적으로 이어지고, 이것이 발전하면 질병이 된다.

일곱 번째는 술, 담배 그리고 도박을 하지 않는다. 술과 담배는 말하지 않아도 당연히 알 것이라 믿는다. 도박 역시 사람을 피폐하게 만드는 원흉이므로 건강한 위장을 원한다면 하지 말아야 한다.

여덟 번째는 배를 따뜻하게 해준다. 하루 10~20분간 따뜻한 찜질기를 배에 놓아주면 좋다. 배가 따뜻해지면 소화기가 활성화된다. 복부 마사지도 같이 해주면 더욱 좋다. 유산소 운동을 주 3회 규칙적으로 해주면 전반적인 기초대사량이 증가하고 에너지대사가 활성화되므로 건강한 위장을 유지하는 데에 큰 도움이 된다.

마지막으로는 가급적 스트레스를 받지 않는 환경을 만들고 마음가짐도 긍정적으로 가져야 한다. 바쁘게 돌아가는 현대 사회 속에서 스트레스를 받지 않기란 쉽지 않다. 사람마다 스트레스를 받는 정도도 다르고 원인도 다르기 때문에 이런 경우에는 스트레스를 그때그때 해소할 수 있는 자기만의 방법을 가지라고 김 원장은 조언한다. 스트레스를 잘 푸는 습관을 갖는 것이 위장 질환을 예방하는 가장 현실적이면서도 좋은 방법이라고 말이다.

앞으로
남은
이야기

　　　　　　　김성진 원장은 현대인들이 많은 스트
레스로 고통받는 것은 급격하게 변화하는 세상 속에서 경쟁하며 살
아가기 때문이라고 한다. 잠시 멈추어 서서 돌아보면 아름다운 수
많은 것들이 존재하지만 요즘 세상은 그런 아름다움을 느낄 기회를
주지 않는다. 때때로 그런 시간이 주어지더라도 사람들은 그 시간
을 또 다른 생산적인 무언가로 채우기 위해 노력할 뿐이다. 그러한
바쁨, 빨리 흘러가는 삶 자체가 어쩌면 우리 몸에 많은 병을 안겨주
는 것은 아닐까. 맛있는 음식도 천천히 음미하며 먹을 수 없는, 그
소중함과 감사함을 느낄 수 없게 하는 환경이 병을 만들고 키운다.
그래서 김 원장은 천천히, 기어를 저속에 놓고 살아가는 세상이 되

었으면 좋겠다고 한다. 모든 것이 느리게 천천히 흘러가고 돈이나 시간에 구애받지 않고 경쟁 없이 오롯이 자신을 돌아보고 남을 배려하며 살아가는 그런 마을이 있다면 어떨까 상상해보곤 한다고 한다.

의사라는 직업의 사명은 환자를 치료하는 것에도 있지만 아픈 사람들이 생기지 않도록 세상을 좀 더 맑고 아름답게 만드는 것에도 있다. 암에 걸리는 많은 사람들을 보면 대부분 스트레스에 그 원인이 있다. 결국 우리의 세포가 행복해하지 않는 것은 마음의 병에서 기인하는 것인지도 모르겠다. 그래서 의료인은 다치고 병든 부분을 들여다보고 고민하는 시간만큼이나 환자들의 마음에 생긴 상처와 아픔이 개선될 수 있도록 하는 데도 최선을 다해야 하는 것이 마땅한 일이라고, 그 마땅한 일을 매일 해나가고 있을 뿐이라고 김 원장은 담담하게 이야기한다. 그런 신조에 따라 그는 언제나 환자의 마음을 먼저 이해하고 치료에 임하기 위해 최선의 노력을 하고 있다.

때때로 돈으로 인해 제대로 된 치료를 받지 못하는 환자들을 볼 때마다 가슴이 아프다는 그는, 후배들에게 "너무 돈에 얽매이지 말고 자신과 환자, 둘 모두에게 도움이 되는 삶을 살길 바랍니다."라며 응원을 아끼지 않는다. 돈이라는 메마른 물질에 의해 만들어지는 세상이 아닌, 정말 사람과 사람의 마음으로 맑고 아름다운 세상을 만드는 데에 뜻을 같이할 사람들을 찾아다니고, 그들과 함께 그 시작의 발돋움이 될 '마을'을 만들고 싶다는 그의 순수함이 언제까지고 사라지지 않기를 진심으로 바란다.

입 냄 새 클 리 닉

제 일 경 희 한 의 원

약력

- 경희대학교 한의과대학 졸업
- 경희대학교 한의과대학원 석사
- 경희대학교 한의과대학원 한의학박사
- 경희대학교 한의과 외래교수
- 대한한의학회 정회원
- 대한침구학회 정회원
- 대한약침학회 정회원
- 대한추나학회 정회원
- 대한한방성인병학회 이사

언론 활동

- KBS 〈활력충전 530〉·〈행복채널〉, MBC 〈기분 좋은 날〉·〈생방송 화제집중〉, 한국경제TV 〈WOW 메디컬센터〉 외 다수 출연

기타

- 저서 《더 가까이 웃고 얘기하라–굿바이 입냄새》《강기원 약이 되는 음식》 외
- 홈페이지 jikyunghee.co.kr

강기원 원장

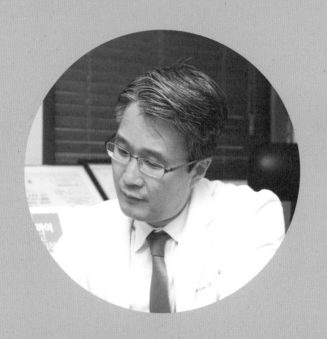

입냄새는 우리 몸의 건강 신호등,
입냄새 치료로
삶의 스타일을 바꾸다

강기원 한의학박사 | 제일경희한의원 대표원장

한의사는
내
운명

"나는 서울대 약대를 나왔지만 생각했던 만큼 환자를 치료하는 데 크게 도움이 되지 못한 것 같네. 자네는 한의사가 되어 아픈 사람들을 치료해주고 돌봐주는 사람이 되게. 자네에겐 그 직업이 잘 맞을 것 같아."

제일경희한의원 강기원 원장이 어린 시절 한 약사 어르신에게 들은 말이다. 약국에 갔다 우연히 들은 이 말은 그의 인생을 바꾸어 놓았다. 미래에 대한 뚜렷한 방향이 있었던 것은 아니지만 막연히 누군가에게 필요한 사람이 되고 싶다는 생각을 하고 있을 때 운명처럼 그 말이 들려왔다. 그렇게 그는 경희대 한의대에 진학했고, 한의사의 길을 걷게 된다.

그는 수십 년 동안 한의사의 길을 걸어가고 있지만 단 한 번도 후회를 한 적은 없다. 오히려 모든 사람들이 포기한 병을 고쳐 그들의 삶을 되찾게 할 때마다 자신의 삶 또한 매우 중요한 의미로 다가왔다. 양방에서 수술로도 포기했던 버거씨병(폐색혈전혈관염, 손발이 썩어 들어가는 병)을 한약과 침으로 치료해 손발에 새살이 돋고 완쾌된 것을 보았을 때는 한의사가 된 것에 대한 최고의 기쁨을 느끼기도 했다. 그래서 남들은 다 힘들다고 하는 분야마다 파고들며 지금도 배움을 게을리 하지 않고 있다.

"강 원장님은 마음을 편안하게 해주는 분이세요."

주변 사람들뿐 아니라 제일경희한의원을 찾아오는 환자들이 입을 모아 하는 말이다. 요즘처럼 각박한 세상에, 또 한국처럼 모든 것이 경쟁화되고 빠르고 정확하게 일을 처리하는 것에 급급해하는 풍토에서, 낯선 누군가를 만나 마음이 편안해지는 것을 느끼기는 쉽지 않다. 반 우스갯소리에 반 심각함으로 하는 말이 '병원에 가면 의사 얼굴 보는 데 5분, 약국에 가면 하루 세 번 식후 30분에 드세요. 라는 말만 듣고 나온다.'라고 하지 않는가.

병원을 찾은 환자는 몸도 아프지만 마음도 많이 고달프고 스트레스도 심한 상태다. 이를 누구보다 잘 아는 강기원 원장은 그들의 마음을 돌보는 데도 신경을 쓴다. 늘 환자의 입장에서 생각하고 말한다. 자신보다 남을 먼저 챙기는 사람으로 직원들 사이에서 정평이 나 있다. 직원들의 경조사를 누구보다 잘 챙겨주고 받은 것에 대해서는 배로 보답하니 직원들은 그를 진심으로 따를 수밖에 없다. 남이 나에게 무언가를 해줄 때에야 비로소 나도 무엇을 해줄 수 있을지 따져보는 요즘 사회에서, 늘 먼저 베푸는 모습을 보이니 함께 일하는 사람들 사이에서도 존경을 받는 것이 당연하다. 그에게서 진정성 있는 리더십의 모습을 보게 된다.

남녀노소, 빈부격차를 따지지 않고 모든 환자들에게 정성을 다하니 강기원 원장의 진료실에서 나오는 환자들을 보면 하나 같이 웃음을 머금고 있다. 마음을 편안하게 해주는 것을 우선시 하니 환자는 마음을 열고 자신의 증상에 대해 더 자세하게 이야기하게 된다. 덕분에 더 정확하게 진료받고 명확하게 치료받게 되어 빠른 호전 속도를 보인다. 강 원장은 운동을 꾸준히 하고 있는데 이 역시 환자를 더 잘 돌보기 위한 과정이다. 환자를 진찰하고 치료하는 일에는 엄청난 체력이 소모되기 때문에 이를 위해 운동을 게을리 하지 않고 있다. 환자를 대하는 그의 진솔함과 의료인으로서의 진정성이 잘 느껴지는 것도 이처럼 한결 같은 그의 노력 때문이다.

제일경희한의원이 구취를 비롯한 만성 재발성 질환에 있어 전문성을 자랑하는 것도 이와 같은 맥락에서이다. 이러한 질환의 환자

군은 한의원의 진료 특성상 침 치료 외에도 생활습관과 주변 환경의 개선을 위한 티칭(teaching)이 매우 중요시되는데, 강 원장의 세심함이 이러한 특성에 있어 빛을 발하기 때문이다. 어릴 적 만났던 약사 어르신은 강기원 원장이 가지고 있는 성향과 성품을 선구안적으로 알아보았던 걸까. 마치 운명이었던 것처럼 그의 명석한 머리와 섬세한 손 그리고 사려 깊은 마음씨는 이 길이 아니면 안 된다는 듯 한의사라는 직업과 들어맞았던 것을 보면 말이다.

국내 최초의
입냄새 제거
클리닉을 열다

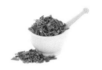

강기원 원장은 한의학과 관련해 다양한 방면으로 연구하고 있다. 그중에서도 의외로 많은 사람들이 힘들어하고 있는 입냄새 질환과 관련해 관심을 갖게 되었다. 잘 모르는 사람이 많지만 우리나라 전체 인구의 20퍼센트 이상이 입냄새 질환으로 고민하고 있다. 그러나 단순히 곤혹스러워만 하지 입냄새가 건강과 어떤 관련이 있는지 연관해 생각하는 사람은 극소수다. 입냄새는 우리의 건강 상태를 보여주는 신호등과 같다. 입냄새를 통해 입안이나 치아의 문제를 넘어 몸의 어떤 부분에 대한 이상을 알게 되는 경우가 많기 때문이다. 그래서 입냄새를 치료한다는 것은 단순히 입냄새를 제거하는 것뿐 아니라 더 젊고 건강한 몸으로 삶을 살아갈 수 있도록 도와주는 치료라고 봐야 한다.

또한 입냄새 때문에 자신감이 부족하거나 사람들과의 관계를 피하면서 오는 심리적인 문제도 결코 무시할 수 없다. 강 원장은 여러 환자들을 만나면서 그들이 입냄새를 콤플렉스로 여겨 마음을 닫은 채 고통스러워하는 모습을 많이 보게 된다고 한다. 그래서 환자의 증세에 매우 조심스럽게 접근하여 차근차근 환자와 함께 문제를 해결해 나가는 식으로 심리적인 부분에도 늘 신경을 써야 한다고 강조한다. 그래서 어쩌면 이 분야는 꽤 까다로울 수도 있지만, 치료가 시작되면 더 큰 보람을 느끼게 되는 부분이라고 한다. 어려운 점은 많지만 '국내 최초'이며 '최고'라고 해도 과언이 아닐 만큼 전문성을 띠게 된데 대한 자부심도 많다고 했다.

입냄새 문제가 힘든 것은 심리적인 부분도 있고, 또 단순히 냄새만 나는 것이 아니라 이와 동반되는 증상들도 한몫을 차지한다. 주로 대표적인 증상은 입안이 텁텁해지고 건조해지는 구강건조증과 구내염, 속 쓰림, 신물 올라옴, 소화장애, 복부 팽만감, 설사나 변비와 연결된 과민성 대장증후군, 트림, 가스 등인데 이것이 바로 입냄새가 알려주는 건강 상태라고 봐도 무방하다. 따라서 입냄새가 난다면 단순히 이를 구강 문제로 놓고 볼 게 아니라 내 몸의 상태를 알리는 경보라는 점을 기억하고 제때에 치료를 받아야 한다.

강기원 원장은 이러한 입냄새와 관련된 치료를 국내에서 가장 먼저 시작한 의사다. 20년이라는 세월 동안 수만 명을 치료한 그는 이 분야에 있어서는 대한민국 최고의 권위자라고 할 수 있다. 사람들로부터 인정받은 인품뿐 아니라 한 분야에 대한 깊은 연구와 숱한 경험을 바탕으로 성공률 높은 치료를 하고 있으니 많은 사람들이 제일경희한의원을 찾는 것은 당연한 결과일지도 모른다.

입냄새 치료를 통해
건강뿐 아니라
삶을 되찾다

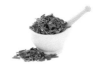

입냄새가 나는 주요 원인은 무엇일까? 강기원 원장은 구강 질환은 논외로 두고 그 외의 원인들로 다음 여섯 가지를 꼽는다. 첫째는 음주와 흡연, 둘째는 불규칙한 식습관으로 생기는 소화기 질환, 셋째는 비염과 축농증 같은 호흡기 질환, 넷째는 간 기능 악화, 다섯째는 신장 기능 악화 그리고 마지막 여섯째는 무리한 다이어트이다.

입냄새는 전 연령층에서 고르게 나타나는 질환이지만 특히나 많은 층을 꼽자면 20~30대의 여성층이다. 20대 여성들이 무리한 다이어트를 하면서 입냄새가 나는 경우가 많이 생기는데, 정작 그들은 다이어트로 인해 그렇게 되는지 모르는 경우가 많다. 그중 한 사람이 기억에 남는다며 강기원 원장은 이야기를 했다.

　중학교 시절부터 시작되어 10년이라는 시간을 입냄새의 고통과 함께 해온 A씨는 사람이 많은 곳에 갈 때면 숨도 제대로 쉬지 못할 정도로 입냄새가 심했다. 말을 하는 것은 상상조차 못할 일이었다. 참하고 단정한 외모를 가진 A씨였지만 입냄새로 인해 단 한 명의 남자와도 지속적인 관계를 가질 수가 없었다. 그녀는 입냄새를 없애기 위해 안 해본 것이 없었다. 무설탕 껌, 구강세정제, 기능성 치약까지 갖은 방법을 동원했고 병원도 찾아다녔지만 입냄새는 전혀 나아지질 않았다. 심지어 그 원인조차 찾을 수가 없었다. 그렇게 찾아온 A씨를 진맥해본 결과 그녀는 보통 사람들보다 열이 많은 체질이었다. A씨는 통통한 편이었는데 사춘기 때 무리하게 굶는 것으로 자주 다이어트를 해왔다. 잦은 다이어트는 음식에 대한 욕구를 쌓이게 만들어 빵이나 과자를 폭식하는 습관이 들었고 이로 인해 밥을 조금만 먹어도 속이 더부룩하고 혀에 늘 백태가 쌓였다. 아무리 립글로스를 발라도 입술은 메말랐고, 역한 입냄새가 떠나질 않았다. 그녀의 문제는 오래전부터 무리하게 해온 다이어트의 결과였다. 절식과 폭식을 반복하다 보니 위장은 위장대로 망가지고 배출은 제대로 되지 못하게 되어 노폐물이 몸속에 쌓여 있었다.
　강기원 원장은 A씨 몸의 전반적인 기능을 끌어올리면서 위열을 없애고, 약해진 위장 기능을 강화하는 데 중점을 두고 치료를 시작했다. 다행히도 A씨는 집에서 2시간이나 걸리는 한의원을 일주일에 세 번 이상 방문할 정도로 성실한 환자였다. 그러나 식생활 개선은 여전히 어려웠다. 강 원장은 A씨에게 모든 음식을 따뜻하게 데워 먹을 것, 술과 담배, 커피를 멀리할 것, 저녁에는 소식할 것 등을 당부했다. 하지만 그녀는 밀가루 음식을 피하는 것을 특히 어려워했다. 강 원장의 당부를 잘 지키다가도 어쩌다 식빵 한 조각이라도 먹게 되면 치료를 망쳤다는 생각에 밀가루 음식을 폭식해버리는 습관이 계속되기 일쑤였다. 밀가루 음식을 많이 먹으면 위장에 열이 생겨 치료를 더디게 한다. 하지만 식빵 한쪽이 치료를 완전히 망칠 정도는 아니었다. 그럼에도 그녀는 '어차피 이렇게 된 거'라는 생각에 극단적인 행동으로 폭식을 했다. 그녀의 '에라 모르겠다.'식의 자포자기 폭식은 치료의 가장 큰 장애물이었다. 강 원장은 A씨를 다독이며 느긋하면서도 편하게 치료를 받도록 유도했다.

A씨의 위장은 워낙 오랫동안 혹사당했던지라 회복 속도가 더뎠는데 3개월이 지나면서부터 눈에 띄는 호전을 보이기 시작했다. 10년이 넘게 느끼지 못했던 입안의 상쾌함과 구취 감소는 그녀 스스로 몸이 좋아지는 것을 느낄 정도의 효과를 보였다. 치료가 후반기로 접어들면서 A씨는 이전보다 훨씬 소화가 잘되며 신물과 트림이 자주 올라오는 것도 없어졌다. 3~4일, 심하면 5일에 한번 갈 정도

로 심했던 변비도 씻은 듯 사라졌다. 식습관이 균형을 찾게 되자 자연스럽게 체중 조절 효과도 얻을 수 있었다.

A씨는 강기원 원장 덕분에 입냄새 제거와 건강 회복은 물론이고 자신감 회복까지 얻을 수 있었다. 강 원장은 사람이 많은 곳에서 움츠러들게 되는 그녀를 위해 치료를 진행하는 내내 많은 대화를 나누고 치료가 끝난 뒤에도 얼마간 더 한의원에 나와 이런저런 이야기를 하자고 제안하여 A씨의 자신감까지 회복시켜주었다.

입속이 불결해서, 구강 자체에 문제가 있어서 생기는 입냄새는 원인이 쉽게 드러나므로 치과 치료로도 해결이 가능하다. 그러나 입속에 아무런 이상이 없는 데도 계속 입냄새가 난다면 그때는 몸속 장기에 문제가 있다는 증거이다. 때문에 입냄새가 나는 원인을 찾아 취약해진 장기의 기능을 끌어올리고, 해당 장기에 비정상적으로 생긴 열이 모두 없어질 때까지 치료를 해야 한다. 치료 과정에서도 입냄새를 측정하는 것이 아니라 진맥으로 장기의 기능이 얼마나 좋아졌는지를 체크하며 치료를 진행한다. 건강하지 않은 장기를 다시 건강하게 만들어주어 근본적인 원인을 없앰으로써 자연스럽게 입냄새도 낫게 만든다.

기능이 저하된 오장육부가 치료되어 기혈 순환을 원활하게 하면 몸 전체 기능이 좋아진다. 따라서 원래 갖고 있던 증상과 더불어 입냄새가 함께 사라지게 된다. 입냄새 치료를 받는 환자들 중 90퍼센트 이상이 전신의 순환 기능 회복으로 치료를 받는 동안 자연스럽게 살이 빠지는 효과를 보았다. 또 위와 대장이 튼튼해지고 운동성이 좋아져 변비나 설사, 과민성 대장증후군 같은 증상도 개선되었다. 여성의 경우 자궁 기능이 회복되어 50퍼센트 이상의 환자가 생리통이 없어지고 생리주기가 일정해지는 효과를 봤다. 입냄새를 치료하러 왔다가 이러한 몸의 변화를 체험한 사람들은 이후에도 지속적으로 치료를 받고 싶어 한다. 비정상적인 열이 빠져나가게 되니 얼굴이 울긋불긋한 것과 여드름이 사라지게 된다. 그리고 간 기능이 회복되어 지방간과 같은 간 질환도 개선되므로 누군들 다시 찾지 않을까. 어떤 환자의 경우는 음양의 조화가 회복됨으로써 몸이 항상성을 되찾은 덕에 원활한 호르몬 분비가 이루어져 갑상선 질환이 치료된 적도 있었다.

입냄새는
건강 상태를 알려주는
1번 시그널이다

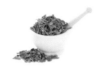

종종 강 원장의 소문을 듣고 병원에는 방문하지 않고 약만 보내
달라는 이들이 있다. 강 원장은 이런 부탁을 받아들이지 않는다. 그
이유는 너무나 명백하다. 당사자를 직접 보지 않고 치료를 할 수는
없기 때문이다. 아무리 환자가 스스로의 증상을 설명하더라도 사람
에 따라 오장육부의 상태는 천차만별이다. 따라서 치료의 방법도
다르다. 증상이 같다고 해서 절대로 같은 처방을 내릴 수 없다. 이
것을 동병이치(同病異治)라 한다. 병이 같더라도 개개인의 건강 상
태, 체질에 따라 치료를 달리 한다는 뜻이다.

우리 몸의 장부는 서로 긴밀한 관계를 맺고 있다. 간장, 심장, 비
장, 폐장, 신장은 상생관계에 있다. 쉽게 말하자면 서로를 건강하게

살려주는 관계를 맺고 있다. 심장은 비장과 비장은 폐와 폐는 신장과 상생관계다. 서로가 서로를 낳아 기른다고 봐도 좋을 정도로 서로에게 중요하다. 때문에 한곳의 균형이 깨지면 서로의 상생 균형이 깨지고, 깨진 상태가 오래되면 결국 다른 장기의 기능도 연쇄적으로 떨어지게 된다.

강기원 원장은 한약 복용과 침 치료가 반드시 병행되어야 한다고 강조한다. 침 치료는 기능이 떨어지고 비정상적으로 많은 열이 생긴 장기의 열을 내리게 한다. 또한 해당 장기의 경락을 뚫고 소통을 원활하게 하여 몸 전체의 기혈 순환이 이루어지도록 만든다. 그렇기에 입냄새 치료를 받는 동안 적어도 일주일에 두 번 이상은 침 치료를 병행한다.

입냄새의 원인인 오장육부의 기능 이상은 한약과 침 치료만으로 되느냐? 그렇지 않다. 가장 큰 원인은 바로 건강을 해친 생활습관이기 때문이다. 한의원에서의 치료와 함께 안 좋은 생활습관을 바꾸는 것이 치료를 끝낸 후에도 건강을 유지할 수 있는 길이다. 치료 효과를 높이고 건강을 지키기 위해서는 입냄새 제거에 좋은 혈자리 자극해주기와 혀 운동, 배 마사지 그리고 생활습관 교정이 필요하다.

'혈자리 자극'은 입냄새 치료에 효과적인 혈자리를 자극해주는 것으로, 기혈 순환을 촉진하고 소화 기능을 향상시켜 입냄새 제거에 도움이 된다. '혀 운동'을 규칙적으로 해주면 소화기 건강을 지킬 수 있다. 혀는 소화기관과 직접 연결되어 있기 때문이다. 혀 운동을 지속하면 설태를 없애는 데 도움이 되고 침 분비를 촉진해 입냄새를 제거하는 데에 큰 역할을 한다. '배 마사지'는 전신을 흐르는 12개의 경락 중 11개의 경락이 통과하는 배 부위를 자극해 전신 순환 기능을 끌어올리고 장기의 독소를 제거해 입냄새를 치료하는 효과가 있다. 마지막으로 '생활습관 교정'은 입냄새 치료에서 가장 근본적인 요소다. 오장육부에 좋지 않은 영향을 미치는 잘못된 생활습관을 버리고, 치료 후에도 입냄새가 재발하는 것을 방지하는 데에 도움이 된다.

입냄새를 통해 몸의 여러 문제를 알 수 있으므로 입냄새가 건강 상태를 알려주는 '1번 시그널'이라고도 한다. 그중에서도 입냄새는 위장 기능 장애와 깊은 연관이 있다. 한의원을 찾아온 환자 중 초등학교 교사였던 B씨의 경우가 그랬다.

B씨는 강 원장을 찾아오기 5년 전부터 명치끝이 쓰리고 소화가 되지 않으며 온몸이 붓는 것을 느꼈다. 소화 기능 저하와 더불어 원래 나던 입냄새가 더 심해지자 그녀는 그제야 심각함을 느꼈다. 아이들 앞에서 말을 많이 해야 하고, 학기마다 정기적으로 학부모들과 면담을 해야 하는 교사라는 직업의 특성상 입냄새는 일상에서

여간 신경 쓰이는 것이 아니었다. 당장 아이들 앞에서 수업하는 것부터가 부담스러워진 B씨는 치과를 찾아갔다. 그러나 치과에서는 충치도 없고 잇몸도 건강하며 양치하는 습관도 좋다는 결과가 나왔다. 결국 그녀는 소화가 잘되지 않는 것만이라도 치료해야겠다는 생각에 남편과 함께 한의원을 방문하게 됐다.

체열 사진을 찍고 여러 검사를 해보니 예전부터 위장 기능이 약한 편이었는데 최근 몇 년간의 불규칙한 식사와 스트레스로 그 기능이 더욱 떨어진 것이 확인되었다. 때문에 만성적인 소화불량에 시달리고 위장에 속열이 쌓이게 되어 결국 입냄새라는 증상으로 나타난 것이었다. 게다가 기혈 순환이 원활치 않아 몸도 자주 붓는 상태였다.

B씨는 교사라는 직업 때문에라도 빠른 치유를 바랐다. 하지만 오랫동안 기능이 떨어진 위장을 빠르게 낫게 하는 것은 매우 어려운 일이었다. 강기원 원장은 위장 기능을 회복시키고, 위장의 열을 내려주는 황련과 천화분 등의 약재가 든 한약을 처방했다. 그리고 위장 경락의 모혈인 중완과 합혈인 족삼리를 비롯해 관원, 하완, 합곡 등의 혈자리에 일주일에 최소한 세 번씩 침 치료를 했다. 다행히도 B씨는 음주나 흡연은 전혀 하지 않았으며 인스턴트식품과 밀가루 음식을 금하는 식습관도 잘 지킨 덕에 빠르게 호전될 수 있었다. 한 달이 지나자 전과 달리 소화가 잘되고 속이 편해지는 것을 느끼

기 시작했으며, 두 달째가 되자 입냄새가 점점 줄어들고 몸이 붓는 증상도 사라졌다. 입냄새는 거의 사라졌지만 위에는 열이 남은 상태였기에 한 달간 한약 복용과 침 치료를 더 병행했다. 결국 석 달이라는 시간을 거쳐 B씨는 고질병으로 여기던 입냄새를 다른 질환과 함께 말끔히 치료할 수 있었다. 그녀는 예전처럼 자신 있게 아이들 앞에서 수업을 할 수 있게 된 것뿐 아니라 남편 앞에서도 다시 환한 웃음을 되찾았다.

간 기능 약화 역시 입냄새가 심해지는 주 원인 중 하나다. C과장의 경우가 그랬다. 그는 잦은 음주와 흡연으로 인해 간 기능이 약화되었고, 그것이 원인이 되어 입냄새가 나는 경우였다. 유머러스한 말솜씨로 각종 모임에서 '에이스'를 자칭하던 C과장은 어느 순간부터 모임을 꺼리게 되었다. 다름 아닌 주변 사람들이 C과장에게 다가오는 것을 싫어 한다는 사실을 느끼게 되었기 때문이었다. 친한 친구로부터 어렵게 들은 고백으로 자신에게서 지독한 입냄새가 난다는 것을 알았다. 마치 달걀이 썩은 듯한 입냄새 때문에 그의 좋은 성격과 재미있는 말솜씨에도 불구하고 주변에서 그를 점점 꺼리게 되었다. C과장은 구강관리를 열심히 하는 편이었고 주기적으로 스케일링도 받고 있었다. 입에 아무 문제가 없었지만 입냄새는 전혀 나아지지 않고 더 심해지기만 했다. 시간이 흐르면서 입냄새뿐 아니라 아무리 물을 마셔도 입속이 마르고 텁텁한 증상까지 더해졌다. 잠을 자도 늘 피곤함을 느끼고, 눈이 뻑뻑하며 충혈되는 현상까지 생기자 C과장은 결국 이 모든 증상이 다른 건강상의 문제와 연관이 있는 것은 아닐까 하는 생각에 강 원장을 찾아오게 됐다.

　검사 결과, 그는 간에 열이 많고 기능이 저하되어 해독 작용이 원활하게 이루어지지 않는 상태였다. 직장에서의 과중한 업무와 스트레스, 잦은 음주와 흡연이 간 기능을 떨어뜨리면서 열까지 쌓이게 한 것이었다. 강기원 원장은 간의 열을 내리고 기능을 정상화시키는 것을 우선으로 하여 감국과 초결명 등의 약재를 처방했다. 그리고 간 경락의 원혈인 태충을 비롯해 간수, 곡천 등의 침 치료를 일주일에 두 번씩 병행했다. 치료를 시작하고 한 달이 지났을 때 예상보다 몸이 좋아지는 속도가 빨라 한두 달이면 완치될 것 같았다. 그런데 C과장의 치료 과정은 두 달째가 되자 실망스러운 회복 속도를 보였다. 알고 보니 입냄새가 조금 완화되자 기다렸다는 듯이 다시 술자리를 즐기기 시작한 것이었다. 그는 술을 끊으면 확실하게 치료 효과가 나타나는 환자였다. 문제는 몸이 조금만 나아지면 다시 술을 입에 대는 것이었다. 강 원장은 몇 달이라는 시간을 거치며 금주와 음주를 오가는 그에게 진심어린 잔소리와 함께 치료를 진행했다. 결국 두세 달이면 끝났을 치료는 6개월이나 지속되었다. 그 결과 C과장은 입냄새가 사라지는 것과 함께 눈이 자주 충혈되던 증상은 물론 만성적인 피로까지 사라졌다. 그에게는 그 어떤 약이나 침보다도 강력한 생활습관 교정이 필요했다. 불규칙하고 바람직하지 못한 생활습관은 단순히 입냄새 질환을 넘어 건강 자체를 위험에 노출시키는 행위임을 명심해야 하는 좋은 사례다.

입냄새와 관련된
질환을
예방하기 위해서

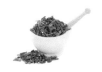

입냄새 질환에 있어서 피해야 하는 음식은 어떤 것이 있을까? 찬 물이나 탄산수, 밀가루 음식, 인스턴트식품, 말아먹는 음식, 식사 중에 마시는 물 등은 특히 입냄새를 유발하는 것들이다. 음주와 흡연은 말할 필요도 없이 포함된다. 반면 치료에 도움이 되는 음식으로는 매실과 유자, 녹차, 자몽, 죽염 그리고 파슬리 등이다.

매실은 입냄새를 예방시켜줄 뿐 아니라 잇몸 건강에도 좋다. 마음을 안정시켜주면서 구토와 설사를 멈추게 하고 배가 아픈 것을 낫게 해주는 것으로 익히 알려져 있다. 유자는 장이나 위에 쌓인 독소를 배출해 술을 자주 마시는 사람의 입냄새를 없애준다.

유자에는 비타민C가 레몬에 비해 세 배나 많이 함유되어 있으므로 감기 예방과 피부에도 좋으며, 노화와 피로를 방지해주는 유기산도 풍부하다. 신선한 유자를 얇게 썰어 뜨거운 물에 우려 차를 마시듯 수시로 마셔주면 좋다.

녹차는 위에 열이 쌓여 생기는 입냄새를 예방하는 데 효과가 있다. 항균, 항암, 항바이러스, 탈취 작용이 있는 플라보노이드 성분이 풍부하게 들어 있는 녹차는 치아 세균의 번식을 억제해 충치와 잇몸 염증을 예방하는 효과가 있다.

자몽은 나린진, 시트랄 성분이 포함되어 있어 항균효과가 있으며 소화기관을 건강하게 해 입냄새를 없애는 데 좋은 효능을 보인다. 비타민C가 풍부하게 함유되어 있어 피부 미용에도 좋다.

죽염은 입속의 세균에 대한 억제 및 살균효과를 보이며, 부패 작용을 일으켜 입냄새를 유발하는 혐기성 그람음성균을 감소시킴으로써 입냄새 제거에 도움을 준다. 쌀알 크기로 덜어 혀로 녹여먹거나, 칫솔에 묻힌 후 물에 살짝 적셔 이를 닦고 물로 헹구지 않으면 된다.

파슬리는 혈액 순환을 원활하게 하고 위장을 튼튼하게 하며, 구취 예방에 탁월한 효과가 있다. 식품학자들은 마늘 냄새를 이기는 유일한 식품으로 파슬리를 꼽을 정도다. 실제로 마늘을 먹었거나 흡연, 음주를 한 뒤에 파슬리를 씹으면 거짓말처럼 냄새가 가시는 것을 체험할 수 있다.

입냄새 치료를 거친 뒤 재발을 막기 위해서는 되도록 밀가루 음식을 피하고 불규칙한 생활을 하지 않는 것이 가장 좋다. 만약 증상이 나타나도 치료하지 않고 방치할 시에는 고혈압, 당뇨, 탈모, 대사증후군, 피부 트러블이나 변비 혹은 비만이 올 수 있다.

앞으로
남은
이야기

　　　　　한의사로 살아오며 후회한 적이 단 한 번도 없다고 자신 있게 말하는 강 원장. 물론 사람을 치료하다 보면 다양한 난관에 부딪히기도 하고 어려운 사람을 만나기도 하고 또 스스로와의 싸움에 지치기도 하겠지만, 그 어려움을 모두 넘어설 정도로 사람을 살리고 치료하는 행복은 결코 이 길을 외롭지 않게 해준다.

　무엇보다 그에게 있어 한의학이란 '자연치료학'이자 '근본치료학'이다. 한의학은 인체의 자생력을 유도하여 스스로의 힘으로 질병을 제거하도록 도와주는 자연치료학이자 종합치료의술이므로 서양의학이 따라올 수 없는, 우리 몸의 근본을 치료하는 의학이라고 확신하고 있다. 그래서 후배들에게도 늘 자부심을 갖고 진료에 임하길 바란다고 말한다. 서양의학은 불가능한, 만성 질환을 근본적으로 치료하는 남다른 영역에 임한다는 것을 자랑스럽게 생각하라는 의미이다.

강기원 원장은 환자의 질병을 치료하는 것뿐 아니라 환자와 교감, 신뢰를 통해 정신적인 안정감을 주어 편안한 심리 상태로 이끌어주는 것이 진정한 명의라 말한다. 수많은 환자들을 만나고 병을 치료해 나가면서 마음과 몸의 상태가 균형을 이루어야만 진정한 치료가 시작되고 완치도 될 수 있다는 것을 충분히 경험했기 때문이다.

그래서 오늘날 수많은 스트레스 속에 치이며 다양한 이유로 자신의 병을 쉽게 공유할 수 없는 사회 속에서 조금 더 빨리 그리고 조금 더 섬세하고 정확하게 질환들을 치료해 나가려면 무엇보다 의료인의 역할이 중요하다.

한의사라는 직업은 몸의 근원적인 문제점들을 찾아 치료해 나가야 하는 만큼 더욱 환자들과 밀접하게 소통하고 그들의 마음을 만져주고 몸을 살피는 데 집중해야 한다고 강조한다. 이러한 강 원장의 생각이 많은 사람들로부터 존경받는 의사로 만들어준 이유가 아닐까.

강기원 원장은 앞으로도 더 많은 환자들과 함께하며, 의술을 통한 병의 치료를 넘어 음식을 통해 건강을 유지하고 질병을 치료할 수 있다는 것을 알리기 위해 노력하려고 한단다. '음식과 약은 근본이 같다!' 한의학에 있는 이 약식동원(藥食同源)이라는 말이 현대인에게 맞게 발전되고 실생활 속에서 실현될 수 있도록 하기 위한 그의 노력은 지금 이 순간에도 현재진행형이다.

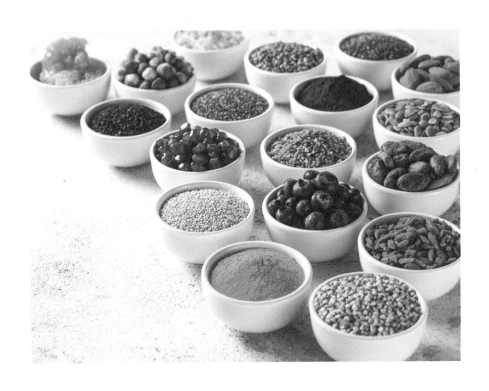

턱 관 절 클 리 닉

이 영 준 한 의 원

약 력

- 대구한의대학교 한의과대학 졸업
- 대구한의대학교 한의과대학원 한의학석사 학위 취득(침구학 전공)
- 동의대학교 한의과대학원 한의학박사 학위 취득(병리학 전공)
- 차의과학대학교 대학원 의학박사 학위 취득(통합의학 전공)
- 차의과학대학교 통합의학 난치병센터 진료교수 역임
- 차의과학대학교 통합의학대학원 겸임교수 역임
- 경희대학교 한의학대학원 외래교수 역임
- 대구한의대학교 한의과대학 객원교수 역임
- 턱관절균형의학회 회장 역임
- 턱관절통합의학연구소 소장
- 턱관절균형의학회 이사장

기 타

- 저서 《턱관절의 비밀 1·2》《악관절을 이용한 전신치료의학 전3권(1부 이론
　　　　－기능적 뇌척주요법, 2부 임상－뇌척주기능의학,
　　　　3부 부록－FCST를 이용한 난치병 임상사례집)》《잘난 턱 예쁜 턱》
　　　　《보완대체의학의 임상 응용과 실제(공저)》
- 홈페이지 fcstclinic.com

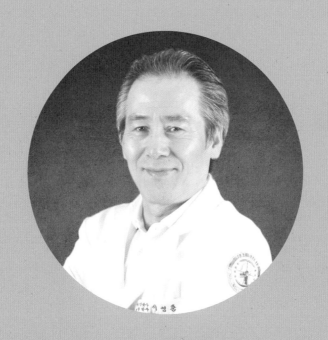

턱관절을 이용한 전신치료법^(FCST),
한국을 넘어 해외까지
난치병 희망을 전파하다

이영준 한의학박사 · 의학박사 | 이영준한의원 대표원장

나를 살린
그 방법으로
남도 살리겠다

　　이영준 원장은 지금 우리나라에서 '턱
관절'을 이야기할 때 빼놓을 수 없는 인물이다. 하지만 그 시작은 만
만치 않았다. 그는 아직도 1987년의 그날을 잊지 못한다. 갑자기 마
비가 된 채 움직이지 않던 자신의 오른손을 만지며 삶이 끝난 것과
같은 절망감을 느꼈던 그날. 분명 몸의 어딘가에 문제가 있어 시작
된 증상일 테지만, 그 근본적인 원인을 찾아 치료하지 못한다면 평
생 마음을 놓고 살 수 없을 것 같았다. 이영준 원장은 절망의 나락
에서 일어서기 위해 용하다는 모든 곳을 돌아다녔고 좋다는 의술은
다 경험했다. 그러나 대부분 일시적인 효과를 보이거나 전혀 차도
를 보이지 않기 일쑤였다. 동분서주하며 찾아다닌 끝에 알게 된 것

이 바로 턱관절 치료였다. 그리고 거짓말처럼 마비 증상이 사라지는 것을 보고 그는 이 분야에 대한 연구를 해야겠다고 마음을 먹는다. 그와 턱관절의 운명적인 만남은 이렇게 시작되었다. 지금 그의 오른손은 그 누구보다 정상적이다. 글을 쓰고 밥을 먹으며 환자에게 침을 놓고 있으니 턱관절 치료가 인체에 어떤 효과가 있는지에 대한 그의 맹목적인 믿음은 당연한 것일지 모른다.

그렇게 턱관절 연구만 27여 년. 턱관절이 전신의 여러 질환을 치료할 수 있는 핵심 관절이라는 그의 주장과 치료법을 인정하지 않는 의료인은 셀 수 없이 많았다. 환자들도 마찬가지였다. 당장에 효과가 나타나지 않는 경우도 물론이거니와, 그동안 그 어디에서도 턱관절을 근원적인 원인으로 삼거나 턱관절 치료를 통해 환자의 병을 치료할 수 있는 경우가 전무후무했기 때문에 비난과 질타는 거셌다. 심지어 치의학계로부터 고소와 고발을 당한 적도 있었다.

우리는 그를 '턱관절 박사'라 부른다. 그가 창안한 턱관절을 이용한 치료법인 기능적 뇌척주요법(FCST, Functional CerebroSpinal Therapy)은 국내외를 통틀어 '제1호 통합의학 박사' 학위를 그에게 안겨주었다. 어린 시절부터 집에 있던 침구학 서적과 《방약합편》《동의보감》을 보고 자랐던 그는 27세의 늦깎이로 한의대에 진학했다. 한의학에 대한 간절함과 호기심, 다른 공부로는 채워지지 않는 갈증은 그를 대한민국 최고의 한의학 권위자로 만들기에 충분한 재료가 되었다. 이영준 원장은 한의학도가 된 뒤 턱관절 치료를 통해 자신의 오른손을 완전히 치료할 수 있었고 동시에 인체의 생리병리와 그 치료법을 배울 수 있었다. 서양의학으로는 결코 배울 수 없는 동양의학만의 치료법과 치료원리를 발견할 수 있게 된 것은 뒤늦게라도 한의학의 길로 들어선 자신의 운명에 안도의 한숨을 짓게 한다고. 오늘도 밤늦은 시간까지 불이 꺼지지 않는 그의 연구실은 자신을 살린 의술로 다른 사람의 삶까지 살리고 싶어 하는 그의 열정을 잘 보여준다.

한의학에 미친
한의사,
그래서 행복한 한의사

"만성 피로 때문에 일상생활이 힘들어요. 잠을 아무리 자도 계속 피곤해요."

"늘 손발이 차고 저려요."

"디스크 때문에 앉아도 일어서도 허리가 끊어질 듯 아파요."

"늘 두통이 있어요. 두통약을 달고 사는 데도 약을 먹을 때뿐이에요."

"뒷목과 어깨 통증이 심해요. 병원에 가도 낫지 않아요."

"틱장애가 있어요. 몇 번 상담을 받았는데 낫지 않더라고요."

"간질 발작 증세가 있어요. 몸에 이상이 없다고 하는데 호전되지 않더라고요."

"알레르기성 비염 때문에 환절기만 되면 너무 힘들어요."

"척추 이상으로 고통스러워요. 정형외과 치료로는 한계가 있다고 해요."

"근긴장이상증(사경증)으로 머리와 목이 저의 의지와는 상관없이 돌아가고 움직여요."

원인이 다양할 것만 같은 이 모든 증상이 턱관절 때문이라고 하면 믿을까? 하지만 이영준 원장에게는 매우 익숙한 증상들이다. 그를 찾아오는 수많은 사람들이 이러한 질환으로 고통받고 있으며, 턱관절을 치료했을 때 모든 증상이 호전되기 때문이다. 이영준 원장은 턱관절의 균형을 통해 전신 척추 구조를 정렬시키고 신경계를 안정화시키며, 심신의 회복과 턱관절 이상, 두개(頭蓋) 안면구조의 불균형까지 비수술 치료로 치유할 수 있는 방법을 체계화시킨 사람이다. 그래서 그는 사람들로부터 '턱관절 치료 영역의 새로운 치료법 창시자', '턱관절균형요법 창시자'라 불린다.

흔히 턱이 아프거나 턱에서 소리가 나고 입을 벌리고 다물기 어렵다면 누구나 턱관절에 이상이 있다고 봐야 한다. 이영준 원장은 턱관절 이상 때문에 나타날 수 있는 질환에는 여러 가지가 있는데, 이를 치료하지 않고 그냥 놔두면 나중에 심각한 병으로 이어질 수 있다고 말한다.

이영준한의원의 주된 치료 질환은 근긴장이상증(디스토니아, 사경증)과 틱장애, 뚜렛장애 그리고 턱관절 질환이다. 근긴장이상증은 자신의 의지와는 상관없이 전신 근육의 일부나 여러 부분이 긴장·수축되거나 경련하는 증상을 보이는데 경우에 따라 근육 연축으로 인한 통증까지 동반하는 희귀 난치 질환이다. 목 주변 근육 긴장 이상이 가장 흔한데 고개가 옆으로 돌아가거나 뒤로 젖혀지게 된다. 혹은 머리나 몸이 떨림 증세를 보이는데 서비컬 디스토니아(cervical dystonia)라고 흔히 알려져 있다.

이영준 원장은 27년 동안 스스로를 임상 실험해왔기 때문에 치료법에 대해서는 누구보다 확신을 가지고 있다. 이 원장은 원인 모를 오른손 마비, 목과 어깨의 극심한 통증을 겪었다. 그는 생존을 위해서 스스로에게 갖가지 치료를 시도하며 연구했다. 이 과정 또한 처절한 의학적 투쟁이었음은 물론이다. 자신을 치료해 나가는 동시에 그를 찾아온 수많은 환자들의 질병들과 맞서야 했고, 사람들의 선입견과 어려운 치료의 벽에 부딪히면서도 끊임없이 한의학과 현대의학에 대한 고민과 공부를 해왔다. 사람들이 도저히 고칠수 없다고 말하는 이 병들의 원인은 무엇일까. 왜 어떤 방법으로도 고칠 수가 없는 걸까. 우리가 놓치고 있는 무언가가 있는 것은 아닐까……. 이런 질문에 대한 답을 찾는 과정은 하루하루가 도전이었고, 그렇게 27여 년의 세월을 지나왔으니 그가 어떤 한의사인지 굳이 긴 설명은 필요하지 않다.

중요한 것은 결국 자신의 질병을 고쳤다는 사실이다. 더불어 어떤 종합병원에서도 비수술 치료로는 고칠 수 없는 희귀 난치성 질환인 디스토니아와 뚜렛장애를 고치는 방법을 터득해냈다는 사실이다.

천안의 외곽에서 시작했던 그의 자그마한 클리닉은 국내뿐 아니라 희귀병을 치료하기 위해 해외 40여 개국의 외국인들까지 찾아오는 세계적 명성의 한의원이 되었다. 지푸라기라도 잡아보겠다는 심정으로 먼 곳에서 오는 이들이 헛걸음하지 않도록 최선을 다하겠다는 것은 그의 당연한 마음가짐이다.

이영준 원장은 소위 성공한 사람이면 으레 필수처럼 여기는 골프의 채조차 잡는 법을 모른다. 바둑을 좋아하지만 손에서 놓은 지도 20년이 훌쩍 넘었다. 턱관절 치료를 통해 조금 더 완벽하게, 조금 더 많은 질환들을 치료하기 위해 한순간도 놓치기 싫은 욕심 때문이다. 이렇게 공부에 모든 생을 부은 것이 때로 고되게 느껴질 법도 한데, 자신의 길을 한번도 후회해본 적이 없다며, 오히려 "아직 임상 연구와 도전이 끝나지 않았습니다."라고 말한다. 어차피 한의사로서 환자를 받을 수 없는 시간이 오면 그때는 원하지 않더라도 모든 것을 내려놓고 여유를 가져야만 할 것이다. 그러니 아직은 충분히 달려야 할 시간이라고.

오랜 세월 동안 한 우물만 파온 그를 보며 다른 의사들은 '말이 안 통하는 한의사', '돌아이 한의사', '턱관절에 미친 한의사'라고 불렀다. 사람들의 선입견, 집요하게 한 우물만 파는 그의 모습을 보며 좋은 시선을 보냈을 리 없고, 좋은 대접을 했을 리 없다. 턱관절 치료의 권위자가 된 지금도 '턱관절이 우리 신체에서 차지하는 가치'를 모르는 의료인들에게서는 여전히 같은 시선을 받고 있다 하니 힘겨웠을 시간들을 짐작할 만하다.

그러나 이영준 원장은 냉정한 의료계와 긴 고난의 과정 속에서도 흔들림 없이 자신의 주장을 펼치며 학술적인 성과를 비롯해 임상적인 성과까지 거두고 있다. 게다가 턱관절균형의학회를 만들어 4년 연속 한의학회의 우수학회로 발돋움시켰다. 그렇게 의료인을 대상으로 활발한 학술 활동을 한 결과 '턱관절 균형의학', '턱관절 균형요법'이 한의학의 전면에 부상하여 새로운 영역으로 인정받게 만들었다. 그야말로 턱관절 영역의 최고 권위자가 된 것이다. 이는 많은 사람들이 그를 턱관절 치료에 미친, 한의학에 미친 한의사라고 했지만 그가 스스로를 행복한 한의사라고 말할 수 있는 이유이기도 하다. 수많은 결과와 환자들의 치료 성과가 그의 행복을 증명해주는 셈이니 말이다.

턱관절이
무너지면
모든 것이 무너진다

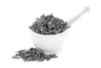

이영준 원장은 자신을 찾아오는 환자들뿐 아니라 다양한 매체를 통해 일반 사람들에게도 항상 강조한다. '턱관절이 무너지면 모든 것이 무너질 수 있다.'고 말이다. 턱관절에 발생한 아주 미세하고 작은 문제 하나가 개구장애와 턱관절 통증 등은 물론이고 나아가 현대병, 각종 척추 질환과 정신과 질환, 통증성 근골격계 질환을 비롯해 만성 질환과 난치 질환의 원인으로 작용한다고.

그는 턱관절은 결코 음식을 씹고 침을 삼키는 등 씹는 기능에만 관여하는 단순한 관절이 아니라고 강조한다. 우리가 건강한 삶을 누리는 데 있어 턱관절이 얼마만큼 절대적인 역할을 하며, 그래서 이를 얼마만큼 중요하게 여겨야 하는지에 대해서는 아무리 강조해도 지나치지 않다. 한번은 그가 운영하는 클리닉에 40대 초반의 남성 A씨가 찾아온 적이 있다.

A씨는 임종을 앞두고 있었다. 간암 말기와 간경화를 갖고 있던 그는 종합병원으로부터 임종 준비를 하라는 통보를 받았다. 그리고 병원을 퇴원해 집에서 지내다 답답한 마음에 마지막 동아줄이라도 잡는 심정으로 이영준한의원을 찾아왔다. 이 원장을 찾아온 A씨는 혼수상태에서 잠깐씩 정신이 들어왔다 나갔다 하는 상태였다. 양방에서는 손쓸 방법이 전혀 없었고, 주변 사람들도 마음을 내려놓고 있는 상황이었다.

A씨가 이 원장을 찾아왔을 때가 1988년 봄이었는데, 당시 이영준 원장의 클리닉은 막 개원을 한 상태였다. A씨를 본 이 원장은 처음에는 자신의 치료 능력 밖이라고 생각해 치료를 거부했다. 그러나 환자의 노모가 거듭 부탁하는 것을 이기지 못해 A씨의 증상을 살피기 시작했다. 그리고 자신이 지금껏 연구해온 생각을 바탕으로 약을 처방했고, 기적은 일어났다. A씨가 자리를 털고 일어나게 된 것이다. 그렇게 17년의 시간이 흐른 후, 2005년. A씨는 자신의 아들 결혼식에 이영준 원장을 초대했다. 건강한 모습으로 자신을 맞는 A씨를 보자 한의사가 된 것에 대한 행복감으로 눈물이 울컥했고, 생명을 살리는 일은 기적보다 더 드라마틱하다는 생

각이 머릿속에서 떠나지 않았다.

이런 사례는 또 있다. 2001년 초, 한의원을 찾아왔던 전신 디스토니아 환자 B씨다. 난생 처음 보는 최악의 전신 디스토니아 환자인 B씨를 마주하자 이 원장은 한숨부터 나왔다. 하지만 그는 자신이 경험한 것을 믿었고, 환자의 간절함을 믿었다. B씨를 꼼꼼하게 살펴본 이 원장은 약을 처방한 후 턱관절균형요법 치료를 시작했고, 그렇게 3개월이라는 시간이 흐른 후 B씨는 건강을 회복했다. 아니, 완치가 되었다. 턱관절균형요법을 통해 전신 디스토니아가 완벽하게 나았다.

이 믿기 힘든 사례는 2003년 12월, C병원에서 진행되는 통합의학회에 이 원장이 강사로 초빙되어 그의 생생한 목소리로 B씨의 치료사례를 소개했다. 그의 설명이 끝난 후 당시 세미나에 참여한 몇 명의 양방 의료인들과 논쟁이 벌어졌다. 알고 보니 B씨는 그날 세미나에 참여한 C병원의 두 교수가 8개월간 치료한 끝에 실패했던 케이스였다. 이 원장은 우리나라에서 내로라하는 병원인 C병원이 실패한 케이스를 완치하는 데에 당당히 성공했고, 그 강단에 서서 자신의 경험과 연구결과를 이야기할 수 있었다. 이러한 과정을 거쳐 이영준 원장은 13년간 차의과학대학원 외래교수 및 겸임교수로 대학 강단에 설 수 있는 기회까지 갖게 되었다.

실제로 턱관절의 치료를 통해 희귀병이나 난치병을 치료한 사례는 꽤 많다. 턱관절을 바로잡음으로써 턱관절과 전혀 관련되지 않은 것으로 인식된 각종 질환이 치료된다는 것은 놀라운 사실이 아닐 수 없다. 앞서 턱관절이 무너지면 모든 것이 무너진다고 했듯, 턱관절이 인체에서 얼마나 중요한 역할을 하는지 연구한 한의사는 그리 많지 않기에 이영준 원장이 가진 임상 결과들은 실로 중요하면서도 향후 한의학의 방향에 귀한 자료가 될 것으로 보인다.

그가 창안한 턱관절을 이용한 전신 치료법, 기능적 뇌척주요법(FCST)은 그야말로 흥미롭다. 허리 통증 때문에 동료의 부축 없이 걷지도 못했고 심지어 앉지도 못했지만 불과 몇 회 치료만에 스스로 걸을 수 있었던 40대 환자의 사례, 정형외과에서 수술 외에 다른 치료 방법이 없다는 진단을 받았지만 FCST 치료 후 정상에 가깝게 회복되었던 50대 허리디스크탈출증 환자의 사례, 사경증 때문에 직장을 그만둬야 했지만 치료를 받고 회복된 후 재취업에 성공하면서 활기를 되찾은 20대 환자, 만성피로로 고통받았지만 치료 후 피로감이 눈에 띄게 줄면서 학업에 더욱 매진할 수 있었던 10대 환자의 사례 등은 그야말로 이영준 원장의 기능적 뇌척주요법이 의술이 아닌 마술처럼 느껴지게 하는 사례들이다.

그러나 이 원장은 기능적 뇌척주요법은 지극히 단순한 치료법이며 의료인인 자신은 지극히 단순한 역할만 했을 뿐이라고 역설

한다. 즉, 우리 신체는 태어날 때부터 신체 스스로 질병을 치유할 수 있는 자연치유력을 갖고 태어나는데 자신은 자연치유력이 제 기능을 발휘할 수 있도록 신체 환경을 만들어주는 역할만 했을 뿐이라는 것이다.

턱관절 치료,
어떻게
이루어지는 걸까

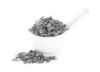

그렇다면 턱관절로 발생하는 병들은 왜 생기며, 어떻게 치료가 이루어지는 걸까? 앞에서 이야기했던 B씨의 사례를 다시 이야기해 보자. 그는 전신 디스토니아 환자였는데, 디스토니아는 전신 또는 국소 부위에서 근육 긴장 또는 경련·수축, 통증이 나타나거나 떨림이 나타나는 증상이다. 특히 머리나 목 부위의 근긴장이상이 가장 흔해서 주로 머리가 한쪽으로 기울거나 돌아가고, 고개가 앞으로 숙여지거나 뒤로 젖혀지는 것이 가장 대표적인 증상이다.

디스토니아의 구체적인 원인은 아직 밝혀지지 않았다. 일부 뇌병변이나 손상, 특정 약물 중독, 교통사고로 입은 외상의 후유증 같은 것들이 원인으로 알려졌을 뿐이다. 이영준 원장은 디스토니아의 원인을 턱관절의 불균형으로 보고 있다. 불균형한 턱관절로부터 발생되는 부정적인 시그널로 인해 환축추의 아탈구가 진행되고, 이로 인한 뇌줄기와 뇌척수의 비틀림과 긴장이 유발되어 중추신경계에 기능 이상이 발생하게 된다고 한다.

디스토니아는 정확한 유병률의 통계 자료가 없다. 하지만 이영준한의원의 최근 내원 환자들을 보면 40~60대의 여성이 가장 많다. 20~30대 환자는 드문 편이다. 대다수의 환자들이 목 부위에 근긴장이 나타나는 사경증 증상을 보이며, 고개 움직임이 비정상적이고 앉아있을 때나 이동할 때에 전방을 주시하지 못하고 고개가 흔들리거나 한쪽으로 치우치는 증상을 보인다.

이러한 근긴장이상증의 경우 희귀한 난치성 질환이다 보니 질병에 대한 정보가 부족한 탓에 뇌졸중이나 뇌성마비 혹은 파킨슨과 일부 증상이 유사하여 오진을 하는 경우가 많다. 초기 증상이 목이나 어깨나 팔의 근육 긴장이나 통증 또는 팔저림이나 떨림을 호소하는 경우가 많다 보니 목디스크 같은 질환으로 오진되어 치료 시기를 놓치게 되거나 잘못된 방법으로 치료를 받게 되는 경우도 흔하다. 문제는 현대의학에서 이 질병에 대한 확진이 이루어지더라도 근이완제와 보톡스요법이 대부분 병원에서 우선적으로 시행되고 있다는 사실이다. 근이완제와 보톡스요법이 통하지 않으면 신경차단술과 뇌심부자극술이 시행되지만 이 역시 확실하게 완치되지 않는다. 그래서 근긴장이상증은 여전히 정복되지 않은 난치병으로 불리고 있다.

　그렇다면 양의학이 아닌 한의학에서는 이 병을 과연 어떻게 치료할까? 근긴장이상증은 말 그대로 근육이 자신의 의지와는 상관없이 긴장되거나 경련이 일어나고 연축이 발생하거나 돌아가거나 흔들리는 증상을 유발한다. 때문에 한의학적으로는 서근활락(근육을 이완시키고 경락을 소통시킴) 소통경락(경락의 흐름을 소통시킴) 치료와 신경계를 안정화시키는 처방이 이루어진다. 하지만 이영준 원장은 스스로가 고안하여 체계화시킨 턱관절균형요법을 통해 환자들을 치료하고 있다.

　임상 연구를 통해 이영준 원장은 사경증(근긴장이상증)을 비롯한 턱장애, 뚜렛장애, 삼차신경통, 섬유근육통, 그리고 자가면역 질환과 뇌신경계 질환 등은 대부분 상부경추(환추, 축추)의 아탈구로 인해 유발된 뇌신경계 및 중추신경계의 이상에 의해 발생한다고 결론 내렸다. 따라서 이 원장은 환추와 축추의 아탈구를 유발하는 턱관절의 부정적인 시그널을 꺼주는 것에 집중한다. 그는 턱관절의 불균형을 조절함으로써 환축추의 아탈구를 정렬시키고, 신경계를 안정화시키는 치료를 통해 근긴장이상증을 치료하고 있다.

　이영준 원장이 사용하는 환추와 축추를 정렬시켜 중추신경계의 안정화로 턱관절의 다차원적인 균형을 조절하는 치료법은 어디서도 없던 새로운 개념의 치료법이다. 이 원장의 턱관절균형요법은 '상악에 대한 턱관절 4가지 요소의 중심 균형'과 '전신 자세에 대한 턱관절 3가지 요소의 중심 균형'을 맞추어줌으로써 환추와 축추를 정렬시킨다. 이를 통해 뇌로 통하는 대후두공의 통로를 정상화시키고, 더불어 환추와 축추의 아탈구로 유발된 뇌줄기와 뇌척수의 비틀림과 긴장을 해소시켜 직접적으로 중추신경계와 뇌신경계의 교란을 안정화시키는 치료법이다. 따라서 그 어떤 치료법보다도 빠른 효과를 볼 수 있는 치료법이다.

의사의 올바른 가이드와
환자의 노력에 의해
치료 결과가 결정된다

병을 고치는 데 가장 중요한 것은 환자의 의지와 노력이다. 많은 사람들로부터 인정받고 자신의 권위를 확인할 수 있는 데도 불구하고 이영준 원장은 완치의 결과가 나올 때마다 '환자의 노력이 8할이었다.'며 겸손의 말을 전한다. 더불어 의사는 그저 환자들이 바른 치료 방향으로 나아갈 수 있도록 길을 잘 안내해 주는 사람이라고 한다. 그래서 무엇보다 어떤 병을 가진 사람이든 제대로 치료하기 위해서는 바른 척추 자세 습관, 규칙적인 운동 습관, 바른 식사 습관이 정말 중요하다고 강조한다.

그가 말하는 바른 척추 자세 습관은 항상 삼단전(상단전 뇌, 중단전 심장, 하단전 배꼽 아래)을 곧게 펴서 일치시킨 자세를 생활화하는 방법이다. 규칙적인 운동 습관은 하루 한 시간 이상 바른 자세로 걷기 운동을 의미한다. 그리고 바른 식사 습관은 크게 세 가지로 나누어진다. 첫 번째로는 소식과 채식, 현미식을 하는 것이다. 두 번째는 인스턴트식품과 화학조미료는 가급적 삼가하는 것이다. 마지막 세 번째는 육식보다는 콩, 두부, 마늘, 버섯, 생강, 토마토, 해조류와 집에서 만든 발효식품을 많이 섭취하는 것이다.

현대의학에서 디스토니아(근긴장이상증) 질환은 이영준 원장의 턱관절균형요법이 아닌 치료법, 즉 약물요법과 보톡스요법, 수술요법 등이 사용된다. 약물요법은 곧 근이완제 복용을 뜻한다. 보톡스요법은 보톡스를 이용해 임시적으로 근육을 마비, 마취시켜 증상을 완화시키는 치료법이다. 수술요법은 증상이 경미할 경우에 신경차단술을 우선적으로 시행하고, 증상이 심한 경우에는 뇌심부자극술이 시행된다. 그러나 이런 치료법들은 증상의 일시적인 완화에 그치는 경우가 대부분이다. 그래서 아직도 서양의학에서는 근긴장이상증 치료법이 미완성 치료법으로 남아 있다.

이와 달리 이영준한의원의 턱관절균형요법은 치료율이 85퍼센트 이상이다. 이렇듯 독보적으로 우수한 치료율은 국내의 환자뿐 아니라 해외에서 오는 외국 환자들이 끊이지 않는 이유다.

이영준 원장은 약 10년 전, 러시아에서 찾아온 중년의 여성 사경증 환자 C씨와 최근에 세르비아에서 찾아왔던 20대 후반의 여성인 전신사경증 환자 D씨를 가장 기억에 남는 외국인 환자로 꼽았다. C씨의 경우 한 달 정도 치료를 받은 뒤 고국으로 돌아가 휴양지에서 찍은 사진을 이영준 원장에게 보내주었다고 한다. 그녀는 이영준한의원을 찾아온 첫 외국인 손님이었다. 심각한 전신사경증 환자였던 D씨는 작년과 올해에 걸쳐 약 8개월간 치료를 받았다. 그렇게 80퍼센트 정도가 치유된 D씨는 감사의 인사와 더불어 혹시 대한민국에 전쟁이 일어난다면 병원 직원 모두를 그녀의 고국인 세르비아로 오라고 했단다. 이 원장은 감사와 더불어 진심 어린 그녀의 말이 인상에 크게 남았다고 한다.

근긴장이상증의 경우 완전히 치료가 되면 재발하거나 다른 병으로 발전할 가능성은 희박하다고 한다. 이 원장은 이에 대해 "근긴장이상증은 턱관절의 미세한 불균형이 원인이 되어 턱에 분포된 5번 뇌신경의 부정적인 시그널이 직접 뇌줄기에 영향을 미치는 기전과 환축추 아탈구로 인한 경수신경근 압박으로 유발된 부정적 시그널이 뇌줄기에 시냅스되면서 신경계의 교란을 일으켜 발생하는 병이라고 봅니다. 따라서 근긴장이상증을 예방하기 위해서는 생활습관을 관리하는 것이 중요합니다."라고 말한다.

턱관절 질환을 예방하는 방법은 앞서 이 원장이 권한 치료를 위한 습관들(바른 척추 자세 습관, 규칙적인 운동 습관, 바른 식사 습관)과 연관되어 있다. 그가 제안하는 예방법은 모두 네 가지로 다음과 같다.

첫 번째는 바른 척추 자세의 생활화다. 바른 척추 자세의 균형이 무너지면 곧바로 환추와 축추의 아탈구가 진행되기 때문이다.

두 번째는 턱관절의 불균형을 유발하는 부정적인 구강 내 습관을 제거하는 방법이다. 편측저작이나 단단한 음식물을 먹는 것, 이갈이, 이를 악 무는 것 같은 습관을 제거하고 턱을 괴거나 치아가 손실되는 것을 방지하는 걸 말한다.

세 번째는 하루 한 시간을 걷거나 달리는 규칙적인 운동 습관을 몸에 배게 해야 한다.

네 번째는 위에서 제안한 바른 척추 자세, 구강 내 습관 등을 실천하는 것이 어려운 경우 이를 예방하기 위해 하루 몇 시간만이라도 구강 내 균형장치를 착용하는 것이다. 균형장치는 턱관절의 부정적인 시그널을 꺼주는 역할을 한다. 상부경추를 정렬시켜주는 바른 생활습관을 꾸준히 지키기 어려운 현대인들에게 도움이 되며 턱관절 질환 예방에 효과가 있는 장치이다.

이영준 원장은 근긴장이상증은 사고나 바이러스가 아닌 한, 전신 척추 구조의 불균형이 원인이라고 보기에 항상 턱관절의 균형 상태를 유지하는 것이 가장 중요하다고 강조한다. 혹시라도 의도하지 않았는데 턱이 지그재그로 움직인다면 이는 이미 턱관절의 불균형이 상당히 진행되었다고 볼 수 있는 상태이다. 따라서 턱에서 소리가 난다면 통증이 없더라도 빠른 시일 내에 턱관절 전문 한의원에 가서 균형조절 치료를 받아야 한다고 권고한다.

앞서 얘기했듯 근긴장이상증의 예방은 바른 척추 자세의 생활화가 필수다. 더불어 규칙적인 운동 또한 꼭 필요하다. 턱을 비롯한 부정적인 구강 내 습관을 하루라도 빨리 시정, 개선하며 바른 생활 습관을 정립하는 것이 예방법이자 치료법으로 가장 중요하다.

앞으로
남은
이야기

　　이영준 원장이 보여주고 있는 턱관절 치료법은 의료계에는 새로운 치료 패러다임을 제시하고 육체와 정신이 아픈 이들에게는 치료 희망이 되어주고 있다. 이것은 이영준 원장이 턱관절 연구에 몰두한 오랜 세월에 대한 결과이다. 어제도 그러했고 오늘도 그리고 내일도 의료인으로 사는 동안 턱관절은 그에게 있어 풀고 또 풀어야 할 '운명 같은 과제'인 셈이다.

　　한의사로 살아오며 힘들었던 적이 언제냐는 질문에 그는 단호하게 "없었습니다."라고 답했다. 힘들기는커녕 자신의 생명을 연장할 수 있게 되었고, 건강을 돌볼 수 있게 되어 행복하다는 것이 그의 답이었다. 그리고 환자들을 치료하는 과정은 곧 자신의 많은 부분을 성장하게 했다고도 덧붙인다. 사람들이 안고 있는 문제를 만나 함께 소통하고 풀어나가는 과정은, 의료인이 어떤 생각을 하고 어떤 방향을 갖고 살아가야 하는지에 대한 많은 부분을 깨닫게 해준다고. 자신의 병을 치료하는 과정을 통해 몸이 아프지 않고 편안해지는 것이 인간의 삶에 있어 얼마나 중요한 것인지 몸소 경험했기 때문에, 이 원장은 환자들과 소통하는 시간을 결코 게을리 하지 않는다. 그들의 한마디 한마디가 앞으로 만나게 될 모든 사람들을 치료하는 바탕이 되며, 자신이 앞으로 죽을 때까지 연구해 나가야 할 모든 사례들의 전제가 될 것이므로.

그래서 이 원장은 어쩌면 한의사가 된 것이 자신에게 있어서 최고의 행운이라고 말한다. 이 원장은 한의학이 최고의 자연치유 의학임을 강조하며 미래의학의 대세는 한의학이 될 것이라 공언했다. 미병(未病)의 상태에서 건강을 예방할 수 있고, 질병이 발생한 상태에서는 인간의 몸에 내재되어 있는 자연치유력을 바탕으로 가장 안전하게 치유가 가능한 것이 바로 한의학이다. 이영준 원장은 후배들에게 열심히 노력하여 꼭 자연치유의학의 주인공이 되기를 바란다며 응원의 메시지를 전했다.

이영준 원장은 자연과 합일된 인간의 생리병리 현상을 올바르게 이해하고, 환자의 몸과 마음의 질병을 제대로 읽어 변증 치료할 수 있는 의사야말로 진정한 명의라고 이야기한다. 그는 한의사로서 국민의 '건강할 권리'를 책임질 수 있어야 한다는 것이 자신의 사명이라 한다. 때문에 늘 의사로서 충분한 능력을 갖도록 연마, 연구하는 노력을 게을리 하지 않아야 한다는 생각에 추호도 흔들림이 없는 듯하다.

이영준 원장은 근긴장이상증뿐 아니라 모든 질병의 원인이 척추 구조의 불균형에 있다고 생각한다고 말한다. 그 정점에 '턱관절 불균형'이 있다고 생각한다는 그는 신체에 나타나는 다양한 급성·만성 질병과 난치 질환의 원인, 병리기전과 그 치료법을 찾아내기 위해 지금 이 순간에도 더더욱 심도 있는 연구를 진행하고 있다. 또한 스스로가 체계화시켜 창안해낸 턱관절균형요법에 있어서도 산학연구 여건이 된다면 좀 더 객관적이고 깊이 있게 학술적으로 연구를 해보고 싶다며 마지막 포부를 내비쳤다.

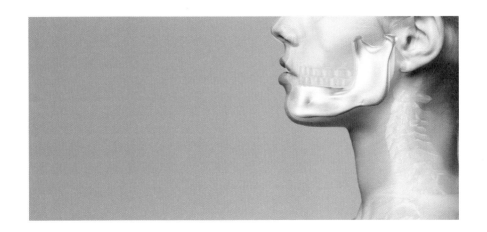

화병 클리닉

자하연한의원

- 경희대학교 임상협력 교육기관(2014부터)
- 2017 한국브랜드선호도 한방신경정신과 부분 1위
- 2017 대한민국 100대 명의 선정

약력

- 경희대학교 한의과대학 졸업
- 경희대학교 한의과대학원 한의학석사
- 경희대학교 한의과대학원 한의학박사
- 경희대학교 한의과대학 외래교수
- 가톨릭대학교 의과대학 부설 성바오로한방병원 진료과장 역임
- 경희대학교 한의과대학원 경혈학교실 연구원
- 학술진흥청 중점과제 연구소 한방선임연구원 역임
- 사암침법 연구회 간사 역임
- 대한경락경혈학회 정회원
- 대한총명학회 정회원
- 한의자연요법학회 정회원
- 동의보감 임상연구회 정회원

기타

- 저서 《10대의 속마음–한의사 임형택 박사의 청소년 심리백과》
  《나는 왜 자꾸 화가 날까?–한의사 임형택 박사의 마음솔루션》
  《감정자유기법–외상 후 스트레스 장애 이겨내기》(공동 번역)
- 홈페이지 www.jahayun.com/

임형택 원장

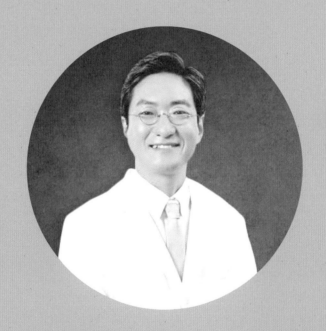

나의 마음 치료에서
얻은 희망으로
환자의 몸과 마음을 치료하다

임형택 한의학박사 | 자하연한의원 대표원장

소심해서
외향적인 사람이 되었던 소년,
화병을 거쳐
소심한 스스로를 되찾다

       소심하기 때문에 센 척을 하던 아이가 있었다. 남들에게는 늘 강한 척하고 외향적인 척하던 소년은 고등학교에 가면서 공부로 인한 스트레스로 공황장애를 맞게 됐다. 가슴이 턱 막히고 숨이 안 쉬어지는 무서운 경험을 하게 된 소년에게 아버지가 내려준 처방은 "뒷산에 올라가 '야호' 하고 와라."였다. 물론 그런다고 문제가 해결될 리 없었다. 결국 소년은 공부를 손에서 놓아버렸고 당연히 원하던 대학에는 갈 수 없었다. 지금은 누구도 이 이야기를 믿을 수 없겠지만, 그렇다. 이것은 바로 자하연한의원 임형택 원장의 소년 시절 이야기다.

  재수를 한 후 생물학과에 들어간 그는 '장학금을 타는 맛'에 눈을 뗐다. 그렇게 만점에 가까운 학점으로 생물학과를 졸업한 그에게 뜻밖에도 전혀 다른 분야가 찾아왔다. 지인을 통해 우연히 알게 된 '한의학'이었다. 유년 시절부터 그에겐 강박증이 있었다. 자신이 외향적으로 보이지만 사실 그런 척하는 것일 뿐이고 실상 자신이 약한 사람이라는 데 답답함을 느꼈다. 오죽하면 중학생 때 《단의 실상》이라는 기 수련서를 접하고는 혼자 가부좌를 틀고 슈퍼히어로 같은 초능력이 생기길 바라며 수련을 다 했을까. 기 수련을 하며 동양학에 관심 아닌 관심을 갖고 있던 그에게 한의학이라는 새로운 분야가 눈에 들어오게 되었다.

한의대 시험이나 한번 봐 보라는 지인의 말에 '그래 한번 봐 보기나 하자.' 하고 치른 시험이 덜컥 붙어버렸다. 임형택 원장은 이미 진학하기로 되어 있던 대학원과 운 좋게 붙어버린 한의대를 두고 고민에 빠졌다. 그러나 이내 아는 형의 한마디에 진로를 결정짓게 된다.

"뭘 고민해? 한의대 가야지."

그렇게 한의학을 공부하게 되고, 그중에서도 한방신경정신과에 관심을 가지게 되었다. 이것은 다름 아닌 자신의 문제 때문이었다. 외향적인 척 살아온 인생이 뭔가 잘못되었다는 것을 스스로 알고 있었기 때문이다. 한의대에 진학했으면서도 그의 연기는 계속되었다. 속은 그렇지 않은데 그런 척을 하려니 스트레스가 생기는 것은 당연했다. 이를 극복하기 위해 그는 명상 같은 자기개발 프로그램을 쫓기도 하고, 심리 상담 분야에 저명한 사람들을 찾아다니기도 했다. 하지만 그 모든 것은 그저 나약한 자신을 보호할 가면과 칼, 방패를 계속해서 장착하는 것뿐이었다.

그리고 1천 개가 넘는 칼럼을 쓰고 방송에도 출연하며 한의원을 개원한 후 서른일곱 살이 되던 해였다. 비로소 그는 깨달을 수 있었다. 남들이 말하는 소위 '성공한 삶'을 살게 되었음에도 자신의 마음은 더욱 쪼그라들어 늘 불안함과 위축감에 시달리고 있다는 것을.

'이대로 더는 나를 방치하면 안 된다.'

임형택 원장은 이제 가면을 벗고 자신의 모습대로 살기로 결심했다. 외향적인 척하는 것보다 차라리 내성적인 자신의 모습을 그대로 가지고 살기로 말이다. 그리고 내향적인 사람의 패턴을 훈련하기 시작했고, 신기하게도 마음이 편해지기 시작했다. 세상에 맞춰 만들어야만 했던 스스로를 벗고 마음의 평안과 행복을 찾게 된 그는, 그러한 자신의 성향을 살려 한방신경과를 선택하게 됐다. 소심하고 내성적이며 예민한 것, 그 자체도 하나의 달란트라는 것을 깨달은 그이기에 보다 사람들의 속을 세심하게 들여다보고 다친 마음을 섬세하게 살펴줄 수 있게 되었다.

작은
마음
길들이기

임형택 원장의 닉네임은 '작은 마음'이다. 그는 이야기한다.

"강하고 진취적인 것만을 요구하는 우리 사회에서 소심하고 느린 사람들은 위축되기 쉽죠. 그러나 이는 단점이 아니라 하나의 성향일 뿐입니다. 세심하고 소심한 사람이 더 잘할 수 있는 분야가 따로 있는 법이죠."

소심하다는 것이 부정적인 것이 아니라 하나의 특성일 뿐이라는 말이다. 스스로가 소심하다는 것을 인정하며 많은 부분을 치유한 그이기에 오히려 더 많은 환자의 상처와 마음을 공감하고 살필 수 있었다. 임형택 원장은 자신의 블로그 '작은 마음'에 소심한 이들을 위한 마음 개발 프로그램과 훈련 프로그램인 '작은 마음 길들이기'

등을 인기리에 연재 중이기도 하다.

임형택 원장은 스스로를 소심한 한의사라 말한다. 그는 많은 사람들이 자신과 함께 소심함을 개발하고 훈련하여 부끄러운 단점이 아닌, 장점으로 승화시키기를 바라는 한의사다. 그리고 그는 자신의 소심한 성향을 자랑스럽게 여긴다. 임형택 원장은 소심한 성향을 가진 사람들이 특히나 한 가지 분야에서 뛰어난 전문성을 보인다고 이야기한다. 그래서 '소심함'이란 더 세심하고 정밀한 일을 해내는 사람들이 가진 하나의 특성이라고 말이다.

임형택 원장의 자하연한의원을 방문했던 환자들, 블로그에서 그의 글을 읽은 사람들의 이야기를 들어보면 그만이 펼치고 있는 소심함의 의술이 얼마나 마음에 치유가 되는지를 엿볼 수 있다. 임형택 원장을 찾는 많은 사람들은 스스로가 행복하지 않으면 절대 외부적인 것으로는 행복할 수 없다는 것을 깨닫게 된다. 얼핏 들으면 당연하다고 생각할지 모르겠지만 한 번 가슴에 손을 얹고 깊이 생각해보자. 과연 나는 세상의 눈높이에 맞춰 진짜 내 성향은 묻어둔 채 거짓된 가면으로 살고 있지는 않은지, 정말 그런 자신의 삶이 공허하지 않고 행복한지 말이다.

스스로의 성향을 버려야만 했던 소심한 성향의 사람들. 그들은 수렁에 빠질 뻔한 자신을 구해준 임형택 원장에게 눈물 젖은 감사를 전한다. 사람은 마음이 괴로우면 자신이 먹고 있는 음식 맛조차

편하게 느끼지 못한다. 그런 삶이 과연 얼마나 가치 있을까. 임형택 원장은 삶의 맛을 잃은 사람들에게 세상이 맛 없어졌기 때문이 아니라, 내가 맛을 느끼지 못할 정도로 나를 잃었기 때문임을 알게 해 주고 이를 되찾아준다. 그가 상담하는 대상, 그의 글을 읽는 독자까지 그 모두가 우리 곁에 있는 사람들이다. 누군가의 아버지이고 어머니이며 자식이자 형제다. 힘든 직장 생활로 지쳐 버린 아버지, 우울증으로 활기를 잃은 어머니, 주위의 시선으로 인해 외로운 친구나 형제. 임형택 원장은 그런 그들에게 상담과 포스팅으로 쉼터를 제공하고 그들이 잃어버린 자신을 찾을 수 있게 도와준다.

임형택 원장의 이야기를 듣고 연재한 글을 읽어본 사람들은 말한다. 행복으로 다시 갈 수 있는 길을, 방향을 찾게 해주어 감사드린다고. 소심한 탓에 가면을 쓰고 살아오던 마음을 치유할 수 있게 되었다고.

자하연한의원의 주 치료 질환은 바로 '화병(火病)'이다. 흔히 '울화병'이라고도 하는 이 화병의 대표적인 증상은 가슴이 답답하고 숨이 막히고 뛰쳐나가고 싶고, 뱃속에서 뭔가가 치밀어오르는 것 같고 얼굴이나 가슴에 열이 올라오는 느낌이 들고, 억울하고 분한 생각들이 마음속을 휘젓고 갑자기 화가 나고 가슴이 두근거리고 잠을 못 이루고 자주 깨며 아침 일찍 일어나는 등 셀 수 없이 많다. 이러한 화병에 대한 연구는 1970년대부터 시작되었으며 미국《정신의학편람》에 따르면 화병은 '한국인의 병'이라고 쓰여 있을 만큼 우리 민족의 대표적인 마음 병이다.

화병은 우리 주변에 흔하디 흔한 이유들이 원인이 된다. 울화가 치밀어서 못 살겠다는 사람들의 이야기를 들어보면 배우자와의 갈등, 시댁 식구들과의 갈등, 과도한 업무로 인한 스트레스, 사업 실패 등의 이유로 인한 금전적 손실, 경제적 궁핍, 자녀 문제, 지인 문제, 사회에 대한 불안감 등 너무나 쉽게 접할 수 있는 이유들이다.

울화는 '억울한 감정을 제대로 발산하지 못하고 억지로 참아서 생기는 화'를 말한다. 억울한 감정과 과도한 스트레스가 제때 발산되지 못하고 지속되면, 감정을 자율적으로 조절하는 능력이 저하되어 신체증상으로 이어진다. 이게 곧 화병이 된다.

화병은 남편이나 자식에 대한 걱정이 많은 주부, 사회생활로 힘든 가장, 취업이나 입시를 준비한 청년까지 다양한 연령층에서 나타난다. 화병은 다른 병과 헷갈리기 쉬워서 증상이 나타나도 치료 시기를 놓쳐 치료가 어려워지는 경우가 허다하다. 또 잘못된 방법으로 치료를 하게 되어 더 큰 일이 벌어지는 경우도 많다. 이해를 돕기 위해 에피소드 하나를 풀어보겠다.

한의원에 왔던 50대 여성의 사례다. 가슴이 타들어 가는 듯하고 혓바닥이 매운 고춧가루를 먹은 것처럼 뜨겁고 아픈 증상을 가진 어머님이었다. 이런 경우 일단 통증이 있으니 이비인후과나 내과를 찾아가는 사람들이 많지만 사실 찾아가도 방법이 없다. 검사를 해도 정상으로 나오고, 약을 먹어도 소용이 없다. 원인을 찾지 못하니 고치고 싶어도 고칠 수가 없다. 이 사례의 어머님도 마찬가지였다. 원인을 찾고 또 찾다가 결국에는 심리적인 문제밖에 없는 것 같다는 생각이 들자 수소문 끝에 자하연한의원을 찾게 된 경우였다.

어머님은 딸의 손에 끌려 한의원에 왔다. 어린 나이에 시집을 가게 되어 서른 중반까지 시집살이를 하며 아이 셋을 키운 분이었다. 남편은 성실하고 착한 사람이었지만 고부갈등이 벌어질 때마다 남편은 늘 시어머니 편이었다. 어머님이 참다 참다 하소연을 해도 되돌아오는 답은 "어떡하겠어, 당신이 참아야지." 뿐이었다. 하지만 남편에 대한 불만이나 오랜 시집살이로 인한 세월 때문에 화병이 온 건 아니라고 하셨다. 그래서 처음에는 단순히 갱년기가 아닌가 했다. 나타나는 증상들이 갱년기 증상과도 매우 흡사했기 때문이다. 그러나 상담해보니 갱년기도 오래전에 지나갔으며 당시에도 크게 괴롭거나 힘들지 않았다고 하는 것 아닌가. 결국 진짜 원인을 찾기 위한 좀 더 심도 깊은 상담이 필요했다. 그리고 마침내 화병의 원인이 드러났다. 그 시작은 바로 3년 전부터, 다름 아닌 아들 때문이었다.

지방에서 대학을 졸업한 아들은 부모의 소개로 어렵게 취직을 했다. 그러나 얼마 되지 않아 안 맞는다고 그만두더니 두 번째 회사는 멀어서 힘들다고 그만두고, 서른이 다 된 나이에 갑자기 대학원을 간다고 하더니 딱히 비전이 있는 학교나 전공이 아닌데도 매일 연구한다고 집에 늦게 들어오기가 일쑤란다. 게다가 올해는 논문을 쓴다고 더 늦게 들어오고, 얼굴은 초췌해지고 돈은 돈대로 나가는 상황이었다. 어머님이 그런 아들에게 걱정되는 마음에 잔소리라도 한마디하려고 하면 아들이 온갖 짜증을 부리는 통에 제대로 말도 못 붙이는 상황이었다. 그렇게 화를 꾹꾹 눌러 담다 보니 그게 조금씩 통증이 되어 새어나오게 되었다.

오직 자식들을 위해 고된 시집살이를 견뎌냈기에 아들의 방황과 어머님을 향한 짜증은 그녀에게 있어서 너무나 큰 고통이었다. 적외선체열검사를 해보니 가슴, 입, 목, 눈, 머리까지 어디 하나 붉은색으로 나오지 않는 곳이 없었다. 한마디로 온몸이 뜨거웠다. 그러니 혀는 물론이고 손과 발, 심지어 등까지 저릿저릿한 상태였다. 적외선체열검사에 이어 자율신경검사를 해보니 교감신경은 낮고, 부교감신경은 높은 상태로 무기력한 우울증을 나타내는 결과가 나왔다.

화병에는 3단계가 있다. 첫 단계는 열 받고 짜증 나고 소리 지르고 싶은 충격기. 두 번째 단계는 아들이 이상한 건지 내가 이상한 건지 몰라 고민이 되기 시작하여 잠이 안 오고 답답해 미치겠는 갈등기. 마지막으로 세 번째 단계는 포기하고 받아들이게 되어 우울증 같은 증상을 보이게 되는 체념기. 어머님의 경우 후각이 제 기능을 못하고 혀가 아파 밥을 못 먹는 수준의 체념기였다.

먼저 열을 내리기 위해 '청심' 치료를 시작했다. 급한 불부터 꺼야 했기 때문이다. 그리고 심리적으로 아들 때문에 힘든 부분을 깊이 공감해드렸다. 고민의 실체를 수긍하시고 받아들이도록 해드리는 것이 진짜 치료의 시작이기 때문이다. 약 한 달의 시간이 흐르고 증상은 특별히 나아진 것이 없다고 하셨지만 안색이 조금 편해진 상태셨다. 음식도 조금씩 먹기 시작하셨다고 했다. 둘째 달부터 기력을 올리고 마음을 안정시킬 '안심' 처방을 시작했다. 다시 한 달이 지났다. 어머님의 후각이 돌아오기 시작했다. 세 달이 지나고 남은 증상을 완전히 호전시켜 마지막 치료까지 무사히 마칠 수 있었다. 이처럼 화병은 다른 병과 착각하기 쉽다는 특징 때문에 바른 진단과 빠른 치료가 쉽지 않다.

화병의
주요 원인
심열증

어떤 이유로든 쌓인 스트레스와 울화가 가슴속에 쌓여 표출되지 못하면 모든 장기에 에너지를 전달하는 심장이 과열되고 기능에 이상이 생겨 신체 곳곳에 이유 없는 통증이 발생하게 된다. 사람의 오장육부는 하나로 연결되어 있어 한 가지 장기가 공격을 받으면 모든 장기가 영향을 받는다. 화병의 증상을 빠르게 해소하고 재발을 막기 위해서는 과열된 심장을 안정시키고 자율신경을 바로잡아 오장육부의 균형을 찾아주는 통합적인 치료가 가장 중요하다.

과열된 심장을 안정시키고 자율신경계를 바로잡는 것으로 스트레스 저항력과 자가치유력을 높일 수 있다. 스트레스는 특히나 신체의 자율신경에 많은 영향을 끼친다. 스트레스를 받을수록 여기

저기 몸이 아플 가능성이 높아지는 이유가 이 때문이다. 실제로 만성적인 분노는 혈압 상승을 일으켜 고혈압이나 중풍과 같은 심혈관계 질환으로 이어지는 경우가 많다. 화병은 '죽을병'은 아니지만 '죽을병의 원인'이 될 수 있는 병이다. 그러므로 더 커지기 전에 적절한 치료를 받는 것만이 행복한 삶을 지키는 길이다.

심장을 안정시키기 위한 정심방 치료요법은 크게 세 가지로 구분된다. 첫 번째로는 심장조절 기능을 회복시키는 안심. 두 번째는 허약한 심장을 충전시키는 보심. 세 번째는 과열된 심장을 안정시키는 청심이다. 환자의 상태에 따라 처방의 순서나 정도는 다르지만 기본적으로 이 세 가지 요법을 토대로 치료가 이루어진다.

안심에는 두 가지 기능이 있다. 하나는 심장에 에너지를 보충해 주는 영양제 기능이다. 불안하고 예민하고 늘 과로와 스트레스로 지친 현대인에게 활기찬 에너지를 보충해 주어 혈액과 마음의 순환을 돕는다. 두 번째는 오래된 정신 질환으로 입원과 퇴원을 반복했거나 장기간의 양약 복용으로 인한 부작용이 심한 때에 지친 몸과 마음의 상태를 안정시켜주는 기능이다. 심장에 보혈, 보음의 작용을 도와 원활한 심장의 기능을 되찾아주기 때문에 몸과 마음의 컨디션을 상승시키는 효과가 있다.

증상 : 강박증, 공황장애, 불안장애, 불면증, 감정기복

보심은 말 그대로 심장을 보하는 역할을 한다. 자동차에 휘발유가 부족하면 맘대로 움직이기도 두려울뿐더러 멀리 가는 것도 겁난다. 중간에 멈출 것이 걱정되기 때문이다. 이렇듯 심장에 에너지를 보해주는 기능을 하는 것이 바로 보심이다. 우울증, 불면증, 강박증, 불안장애, 기억력 저하, 의욕상실, 대인기피증 등은 극심한 스트레스로 인한 과로와 힘겨운 상황의 지속으로 심장이 허해진 상태에서 나타나는 경우가 많다. 아무리 마인드 컨트롤을 해보아도 쉽게 될 리가 없다. 마음은 몸에 반응하기 때문이다. 보심을 통해 지친 심장을 충전하고 에너지를 보충하게 되면 몸에 힘이 생기고 기력이 보강된다. 몸이 건강하게 변하면 마음에서는 긍정적인 생각이 드는 것은 물론이고 삶이 즐겁고 희망적으로 변한다.

증상 : 우울증, 만성불면증, 좌절감, 기억력 저하, 의욕상실, 대인기피, 체력저하, 공포증

청심은 심장에 냉각수를 주듯 심장의 과열을 막아주어 기능을 원활하게 할 수 있도록 유지시켜주는 기능을 한다. 화병의 대표적인 증상인 감정기복, 짜증, 이유 없는 통증 그리고 극심한 불면. 이 모든 것은 심장이 현실의 스트레스로 인해 과열되었을 때 나타나는 증상이다. 심장이 과열되면 감정의 기복이 심해지며 초조해지고 쉽게 화를 내고 마음에 이상 증상이 나타나 사회성에 문제가 되기 쉽다.

청심은 심장을 안정시키는 것은 물론이고 스트레스가 심한 청소년과 수험생들 그리고 회사원들이 많은 분야에서 효율성을 높이고 긴장을 완화할 수 있게 도와준다. 초조하고 감정기복이 심하며 짜증으로 가득 찼던 머릿속을 맑게 해주기 때문이다. 이렇듯 청심은 심장의 화를 내리는 냉각수를 보충하는 역할로 심장의 과열을 막아 마음을 안정시킨다.

증상 : 화병, 분노증후군, 감정기복, 짜증, 가슴 답답함, 안면홍조, 불면, 만성통증

이처럼 정심방 치료요법을 통해 심장의 조절 기능을 회복시키면 자율신경이 안정되어 감정조율 기능을 회복할 수 있게 된다. 더불어 자가치유력과 스트레스 저항력이 상승되며 뇌신경 전달물질 및 호르몬 분비 또한 정상화시킬 수 있다.

화병은 현실적인 근본 원인이 해결되지 않으면 언제든 재발이 가능하다. 따라서 치료 과정을 거쳐 완치가 되더라도 근본적인 원인이 해결되어야 재발할 일이 없다. 그러나 치료 과정을 통해 같은 스트레스를 받더라도 좀 더 오랜 시간 잘 견딜 수 있는 상태가 되기에 재발이 되더라도 이전보다 훨씬 수월한 치료가 가능해진다. 이는 치료 과정과 상담으로 몸과 마음을 건강하게 유지하는 법을 배우고 실천하기 때문이다. 정신 치료의 문턱이 높은 것이 아니라

는 걸 경험해 보았기에 조금이라도 재발의 기미가 보이면 이전보
다 훨씬 쉽게 의료진을 찾아 문제를 나눌 수 있는 것도 큰 몫을 차
지한다.

화병을
예방하려면

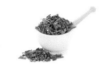

화병을 치료하기 전에 "내가 화병이 맞을까?" 의심하고 있는 사람이 있다면 자신의 마음 상태를 수시로 체크해보자.

'아내가 한숨을 쉬니 마치 내 탓을 하는 것 같아 화가 난다.'

'넥타이를 매고 출근하는 사람들을 보면 나 혼자만 불행한 것 같아 가슴이 답답하다.'

이런 식으로 자신의 문제를 적어 가노라면 자기 자신을 좀 더 분석적으로 관찰할 수 있게 되고, 상황에 대한 자신의 반응을 예견할 수 있게 된다.

또 힘들겠지만 환자 스스로 자신의 성격을 바꾸려고 노력해야 한다. 이것은 꾸준히 노력만 한다면 어느 정도는 가능한 일이고, 치료에도 큰 도움이 된다. 여태까지 화가 나도 무조건 참는 성격이었다면 이제는 참지 말고 대화로 문제를 풀어나가는 연습을 해보자. 단, 화가 난 상태에서 곧바로 대화를 시도하는 것은 금물이다. 잔뜩 흥분하고 화가 난 상태에서 이야기하면 서로의 마음만 상하기 십상이고, 정작 핵심은 빼놓고 이야기할 수도 있다. 그런 대화는 서로에게 전혀 도움이 되지 않는다.

먼저 자신이 화가 난 상황에 대해 생각을 해볼 필요가 있다. 구체적으로 뭐가 억울한지 잘 생각해본 후, 어느 정도 마음이 가라앉으면 상대방에게 자신의 입장을 확실히 밝힌다. 자신의 감정을 솔직하게 털어놓는 습관도 필요하다. 단, 이야기를 할 때 자신의 감정 손상이 남의 탓인 양 이야기하지 말고 '내 생각은 이러이러하니 이러는 것이 좋겠다.'는 식으로 이야기하는 것이 나의 생각을 전달하는 데 훨씬 효과적이다.

상대방을 비판하거나 비난하면서 이야기를 하면 싸움만 되지, 자기 생각을 이야기하는 데 전혀 도움이 되지 않기 때문이다. 사람들은 저마다 성격도 다르고 개성도 각기 다르다. 너와 내가 다르다는 생각을 기본적으로 가지고 사람을 대하면 많은 부분을 이해하고 양보할 수 있는 폭이 넓어진다. 나의 주장, 나의 생각만 고집할 것이 아니라 주변의 생각과 의견도 존중하고, 가능하면 타인의 생각이나 행동방식을 이해하려는 노력과 배려가 필요하다.

화병은 주로 대인 관계에서 많이 온다. 그러므로 화병 환자는 기본적으로 타인과 자신의 생각을 잘 절충하고, 자신의 생각을 잘 정리해 전달할 수 있는 방법을 습득할 필요가 있다. 또 어떤 일이든 항상 밝은 면만을 생각하는 습관도 필요하다. 부정적인 생각, 불안, 우울감 등은 치료에 전혀 도움이 되지 않는다. 아무리 노력해도 자꾸 부정적인 생각이 든다면 다음 사항들을 행동으로 옮겨보자.

- 마음이 통하는 친구와 이야기를 해본다.
- 뒷산이나 동네 공원 등을 산책해본다.
- 백화점, 시장 등에서 쇼핑한다.
- 좋아하는 운동 경기장에 가서 운동을 관람해본다.
- 좋아하는 스포츠를 해본다.
- 무작정 야외로 나가본다.
- 노래방 등에 가서 노래를 불러본다.
- 큰소리로 웃어본다.
- 전시회나 음악회 등에 가본다.
- 맑은 하늘이나 밤의 별들을 본다.
- 향기로운 꽃들을 구경하며, 그윽한 향내를 맡는다.

부정적인 생각이 드는 경우에는 계속 그 상황에 빠져 있지 말고 환경을 바꾸면서 마음을 정리하고 새롭고 건전한 생각이 들도록 노력해보자. 매일 아침 거울을 보면서 몇 번씩 웃어보는 것도 도움이 된다. 너무 화가 났을 경우에는 스트레스 해소방 등을 방문해 스트레스를 풀어보는 것도 좋다.

사람 관계에서도 상대방의 장점을 먼저 보고 칭찬하는 연습을 해보는 것도 나쁘지 않다. 그러다 보면 어느새 상대방도 나를 그렇게 대우해준다는 것을 느낄 수 있다. 만일 상대가 나를 그렇게 대우하지 않는다고 해도 굳이 화를 내거나 마음 상할 일은 아니다. 별것 아닌 작은 일들에 일일이 신경을 곤두세우지 말고 그럴 때마다 '그럴 수도 있지.'라는 말을 속으로 되뇌어보자. 모든 사람에게는 다 저마다의 사연이 있고 사정이 있다. 내가 남에게 말 못 할 사정이 있듯이 말이다. 그러니 '저 사람이 저러는 데는 다 이유가 있겠지. 그럴 수도 있지.'라는 생각을 하면서 부드럽게 넘어가다 보면 어느새 내 삶이 더 평온하고 여유로워지는 것을 느낄 수 있게 된다.

다른 사람은 절대 내 맘대로 쉽게 변하지 않는다. 그러나 나 자신은 나의 의지와 노력으로 얼마든지 변화시킬 수 있다. 끈기를 갖고 치료에 임하면 화를 내는 횟수도 서서히 감소하고, 점차 마음이 편안해지는 것을 느낄 수 있다. 이것이 변화의 시작이다.

건강한 식습관을 가지는 것 또한 화병의 예방과 치료에 많은 도움이 된다. 무엇보다 규칙적인 식습관이 가장 필요하며 아침과 저녁은 간단히, 점심 식사는 충분히 하는 것이 좋다. 야채나 과일 등을 많이 먹는 것도 도움이 된다. 대신 육류나 튀김류, 커피, 콜라, 초콜릿 등 지방, 카페인과 당분이 많은 식품은 삼가야 한다. 담배는 스트레스 해소에 일시적인 도움은 되지만 장기적으로는 건강을 해치는 결과를 얻게 되므로 반드시 금연하도록 한다. 따뜻한 물로 샤워하거나 레몬이나 라벤더 향을 늘 곁에 두는 것도 좋다.

화병을 예방할 수 있는 방법이 없냐는 질문에 임형택 원장은 이렇게 답한다.

"살면서 스트레스를 받지 않는 것은 사실상 불가능합니다. 일상에서 크고 작은 스트레스들을 받는 일을 우리는 피할 수 없고, 스트레스를 예방하기란 더더욱 어려운 일이기 때문입니다. 그렇기에 인생을 살아가며 스트레스를 피하는 것이 불가능하다는 것을 받아들이는 마음가짐이 필요합니다. 내가 겪는 힘든 일들이 내가 타고난 연약한 심성이나 문제 때문이 아니라 누구나 겪는 자연스러운 일이고 증상이라는 것은 인지해야 합니다. 문제가 생기면 혼자 끙끙 앓기보단 도움을 줄 수 있는 의료진을 찾아 도움을 받아야 합니다. 나에게는 찾아오지 않을 병이라 생각하면 오산입니다. 언제든 이상을 느끼면 병원을 찾겠단 마음 하나만으로도 많은 스트레스 요인들이 해소될 수 있습니다. 이를 받아들여야만 스트레스를 극복하고 예방하는 방법을 적극적으로 모색하고 받아들일 수 있습니다."

임형택 원장이 생각하는 명의란 어떤 의사일까? 그는 의사 자신이 치료할 수 있는 환자와 그럴 수 없는 환자를 구분할 줄 아는 눈이 있어야 한다고 말한다. 모든 병을 고칠 수 있다는 자만은 환자를 되려 망치는 일이 되기 때문이다. 한방신경정신과의 경우 급성이나 심각한 정신분열을 겪고 있는 환자에게 한약의 한계를 정확하게 전달하고 그 경계를 똑바로 알려주는 것이 매우 중요하다. 그 경계를 바로 볼 수 있는 사람은 오직 한의사이기 때문에 자신의 실력을 제대로 알지 못하면 환자를 더 극심한 고통으로 이끌 수도 있다. 한약과 양약의 정확한 역할과 써야 하는 시기를 구분할 줄 알고, 나아가 때로는 내가 치료하지 않는 것이 환자를 위한 길이라는 것을 볼 줄 아는 한의사야말로 진정한 명의라고 말하는 임형택 원장. 소심하기 때문에 스스로를 더 객관적으로 살필 수 있는, 참으로 그다운 대답이다.

화병에 좋은 음식, 해로운 음식

1) 화병에 좋은 음식

야채와 과일류   칼슘, 마그네슘, 칼륨, 비타민 A · C가 풍부해 스태미나와
활력 유지, 우울 감소, 긴장 해소에 도움이 된다.

콩 종류   정서적 안정 및 근육 이완 효과, 피로와 우울감 감소에
도움이 된다.

전곡류(옥수수, 현미)   긴장, 불안, 감정 변화 완화 그리고 알레르기 증상과 스트
레스성 증상을 완화해준다.

씨앗, 견과류   감정 변화와 알레르기 증상 완화에 좋다.

생선류(연어, 참치류)   리놀렌산, 요오드, 칼륨이 풍부해 긴장 해소에 좋다.

2) 화병에 해로운 음식

카페인(커피, 홍차, 초콜릿 등)

설탕, 밀, 소금 등

유제품(치즈, 우유 등)

1) 청국장 치자차

치자는 심장과 폐 등 주요 장기에 약이 되는 약재로 항산화 효과 또한 매우 뛰어나다. 몸이 마른 사람은 대추와 감초를 적당히 섞어주고 통통한 체형의 사람은 생강 몇 조각을 함께 넣어서 끓여 마시면 좋다.

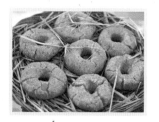

① 청국장을 말려서 분쇄한 가루와 치자를 준비한다.
② 치자 4g과 청국장 20g을 넣고 물 500㎖에 부어 끓인다.
③ 300㎖로 물이 줄어들 때까지 30분 정도 끓인다.
④ 1회 100㎖ 정도를 식후 3회 복용한다.

2) 감초차

감초는 여러 가지 약효 때문에 한방약에 거의 다 들어가는 생약이다. 해독작용을 하고 한방약의 맛을 순하게 하여 신경을 안정시키는 효능이 있다.

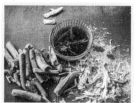

① 감초 10g을 깨끗이 씻어 물기를 뺀다.
② 분량의 감초를 넣고 물 600㎖를 부어 끓인다. 물이 끓으면 약한 불로 은근히 오랫동

안 달인다.

③ 건더기는 체로 거르고 국물만 따라낸다.

④ 꿀이나 설탕을 타서 마신다.

3) 죽여, 맥문동차

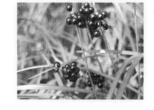

① 볶은 산조인(酸棗仁) 20g, 대나무의 얇은
속껍질인 죽여(竹茹) 20g, 맥문동(麥門冬)
10g을 준비한다.

② 물 1ℓ에 넣고 1시간가량 달여 차처럼 복용
한다.

③ 가슴이 답답하고 화가 많이 나며 감정의 기복이 심한 경우에 좋다. 불면증
에도 효과가 좋다.

4) 칡차

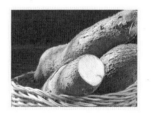

① 칡 10g을 준비한다.

② 물 600㎖에 넣고 30분 정도 달인다.

③ 아침 식후에 1잔씩 복용한다.

④ 갈증 해소와 가슴의 열을 없앤다. 안면홍조
에 도움이 된다.

앞으로
남은
이야기

　　　　신경정신과를 다루는 한의사로서 임형택 원장은 환자가 조금이라도 덜 힘들게 편안한 일상으로 되돌아갈 수 있도록 돕는 것이 자신의 사명이라고 생각한다. 현재 연구 중인 정심방을 더욱 탄탄하게 완성시키고, 심장을 다스리는 치료 요법을 통해 보다 많은 사람들이 신경정신 질환으로부터 자유로워질 수 있도록 돕고 싶다는 것이 그의 바람이다.

　　임형택 원장은 후배들을 위해 아낌없이 자신의 비법을, 즉 비방을 전수해주는 한의사다. 그가 전수해주는 비방에는 그의 스승들이 전수해준 것을 토대로 발전시킨 것도 많다. 치료 기술만으로 환자를 만족시킬 수 있는 시대는 지났다는 임형택 원장. 20년 전,

침법과 약재에만 빠져 있던 어설픈 스스로를 떠올리며 그는 역시나 경험만한 자산은 없다고 말한다. 한걸음에 빠르게 이루려 하지 말고 천천히 꿋꿋하게 스스로의 소신을 믿고 지켜나갈 것. 그가 후배들에게 전하는 진심 어린 조언이다.

단순히 치료 서비스를 넘어 찾아오고 싶은 한의사, 마음을 터놓고 싶은 한의사, 깊은 속 이야기를 전부 털어놓아도 좋을 주치의 같은 한의사가 되고 싶다는 그의 마음이 진정 환자들의 마음을 치료하는 명약일지도 모르겠다.

호흡기 클리닉

윤제한의원

- 신경계 클리닉 개설(2009년)
- 소화기 클리닉 개설(2007년)
- 호흡기 클리닉 개설(2005년)

약력

- 원광대학교 한의과대학 한의학과 졸업
- 규림한의원 원장 역임
- 경희한의원 원장 역임
- 개원 한의사협회 회원
- 대한약침학회 회원
- 한의자연요법학회 회원

기타

- 저서 《알레르기 혁명-알레르기인데 왜 폐를 치료해요?》
- 홈페이지 www.yunje.net

조윤제 원장

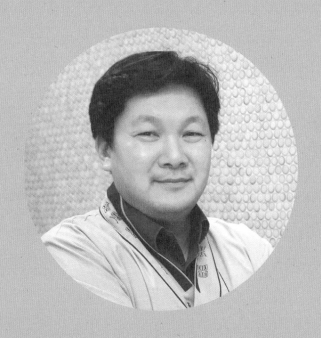

멈출 수 없는 폐 질환 완치 도전은
아버지의 유언이
한의사로서 길을 물었기 때문이다

조윤제 한의사 | 윤제한의원 대표원장

그 깊이를 알 수 없는
한의학,
그 깊이를 따라가는 한의사

　　　　　　　　　　"네가 한의사가 되는 것이 나의 유일한
소원이다."

　많고 많은 직업 중에 왜 한의사였을까. 조유제 원장은 아버지의
말씀이 잊히지 않는다. 단호하면서도 간절한 눈빛으로 말씀하시던
'소원'이 지금은 현실로 이루어졌지만 당시에는 아들을 향한 아버지
의 기대가 무엇이었는지 결코 알 수 없었다. 하지만 수많은 환자를
만나고 함께 병을 치료해 오면서 비로소 그때 아버지가 그에게 덧
붙였던 말씀이 이해가 된다. 사람의 몸을 고치고 생명을 살리는 일
은 모두 고귀한 일이지만, 그중에서도 시간이 지나고 경험이 쌓일
수록 더 깊이가 생기고 더욱 좋은 의사가 될 수 있는 것이 한의사라

고 하신 그 말씀 말이다.

조윤제 원장은 그렇게 아버님의 말씀에 따라 한의대에 진학했고 한의사가 되었다. 그리고 가장 먼저 자신의 의술을 적용하고 살핀 것은 바로 가족이었다. 크고 작은 질병들을 가진 가족들부터 한 사람 한 사람 마음을 담아 치료해 나가면서 그들이 낫는 모습을 보는 것보다 그에게 기쁜 일은 없었다. 한의학이라는 학문을 파고들수록 그는 이것이 얼마나 대단한 것인지 깨달았고, 자신 있게 치료에 임할 수 있었다. 의사가 자신의 가족에게 약을 처방하고 침을 놓는다는 것만큼 그 치료법이 안전하고 탁월한 효과를 가졌다는 것을 증명하는 게 있을까. 그러한 확신으로 조윤제 원장은 몸이 아파 자신을 찾아오는 사람들을 정성껏 치료하기 시작했고, 어느덧 사람들로부터 인정을 넘어 존경을 받는 한의사가 되어 있었다.

무엇보다 그의 웃음은 사람들의 마음을 편안하게 만들어준다. 주변인들은 그가 항상 'KFC 할아버지 미소'를 짓고 있다고 말한다. 하지만 그의 미소 뒤에는 늘 긴장하는 그의 마음이 숨어 있다. 환자들 한 사람 한 사람 경중과 관계없이 그들의 병을 대할 때마다 예민해질 수밖에 없다. 자신의 처방이 혹여 정확지 않을까에 대한 고민과 신중함이 그를 그렇게 만든다. 그래서 어쩌면 더욱 웃는 법을 익혀 항상 웃는지도 모른다. 예민하고 진중한 자신의 성격을 부드러움으로 승화시키는 것은 늘 자신에게 숙제와도 같았다고 말한다. 그래서 그의 웃음은 더욱 빛이 난다. 늘 웃는 모습의 한의사로 남고 싶다고 말하는 조윤제 원장의 마음이 누구보다 환자에게 잘 전달되기에 그를 찾는 사람들이 끊이지 않는지도 모른다.

많은 사람들이 그의 치료법에 감탄하고 병이 호전되는 것을 보며 기뻐하지만 조윤제 원장은 여전히 그 깊이의 끝을 알 수 없는 한의학의 길을 걷는 것이 녹록지 않다고 말한다. 그것이 자신의 운명이라는 것이 기쁘면서도 때로는 오히려 그 깊이 앞에서 겸허해진다고. 그러나 언제까지나 그 깊이를 따라가는, 그래서 한 명이라도 더 많은 환자를 살려내는 사람이고 싶단다. 조윤제 원장은 어느새 아버지의 바람을 가슴 깊이 이해하고 있는 듯했다.

오늘이 어제보다 나은,
내일이
오늘보다 나은 처방을 위해

2005년, 자신의 한의원을 개원한 조윤제 원장은 개원을 하던 그 날부터 단 하루도 빼먹지 않고 처방 연구에 매진해왔다. 그가 매달리는 처방 연구는 양약의 효과를 내는 처방과 그 부담을 줄이는 약 등으로 한방적인 해석을 계속하는 것이다. 조윤제 원장은 환자가 내원을 하면 그전에 받았던 양약 처방을 요청해서 항상 그것부터 먼저 분석한다. 그것이 환자에게 어떤 영향을 미쳤는지를 분석하고 부담을 줄여주며 양약에 의존하지 않고 몸이 호전될 수 있는 방법을 연구하기 위해서다. 그는 개원한 날부터 지금까지 계속해서 그 연구를 해오고 있다. 그의 처방이 어제보다 내일 더 좋은 약이 될 수 있는 이유 또한 그런 헌신적인 연구가 바탕이 되었기 때문이다.

조윤제 원장은 인간 생명의 근간이 되는 호흡, 기관지와 폐의 치료를 시작하면서 병의 근원을 잡는 약을 개발하기 위해 노력해왔다. 즉 자율신경을 조절하여 염증 발생을 줄이고 염증을 배출시키는 '윤폐탕'을 개발했고, 약의 효능이 점점 증명되어갈 때마다 더 많은 환자들에게 희망을 줄 수 있다는 것을 알게 되었다. 그때의 기쁨은 아직도 잊을 수 없다고 한다. 그리고 이 기쁨의 순간을 잊지 않고 이 약이 더욱 정확하게 환자들에게 적용될 수 있도록 업그레이드하는 데 시간을 아끼지 않고 있다. 그 결과 그의 처방은 끊임없는 발전을 거듭하여 만팔천 명 이상의 환자들이 가진 만성 난치성 질환을 호전시켰고, 수년간 수많은 환자들의 치료과정을 지켜보면서 진액 및 음혈을 보하는 염증치료 원리에 대한 믿음을 눈으로 확인할 수 있었다.

특히 윤폐탕은 흐트러진 자율신경을 안정시켜 면역반응을 정상화해주고 염증을 서서히 배출시켜 호흡기의 염증 수치를 내려주는 처방으로 궁극적으로는 호흡기의 폐활량을 향상시켜줄 수 있다. 표증을 개선하는 동시에 재발률을 낮추기 위한 연구는 지금도 꾸준히 계속되고 있으며 약을 통한 치료뿐 아니라 병으로 인해 다친 환자들의 마음까지 보듬어주기 위해 노력한다. 만성으로 병을 앓아온 사람들의 경우 '이 병은 낫지 않을 것'이라는 불신을 가진 사람이 많다. 그리고 이미 오랫동안 앓아온 병으로 인해 심신이 모두 약해진 경우가 많기 때문에 그는 그 특유의 웃음과 따뜻한 말투로 환자들의 이야기를 충분히 들어주기 위해 애쓴다. 그렇게 환자들의 마음이 열리는 것만으로도 이미 절반은 병이 해결될 준비가 되는 셈이기 때문이다.

윤제한의원의 주요 치료 질환은 폐 질환, 급만성 폐렴, 폐기종, 기흉, 폐섬유화증, 만성 폐쇄성 폐 질환(COPD, Chronic Obstructive Pulmonary Disease), 기관지확장증 등의 폐와 기관지 관련 질환들이다. 즉 외풍, 내풍에 의한 염증성 폐 질환과 과도한 조직재생에 의해 폐 전체로 번져가는 섬유화, 종양 질환에 대한 치료가 주 종목이라고 할 수 있다. 다소 까다로운 분야일 수 있지만 조윤제 원장은 현대인에게서 점점 더 많이 발생하고 있는 질환이기에 관련된 연구가 한의학에서 반드시 이루어져야 한다고 믿으며 연구를 계속하고 있다. 점점 더 많은 환자들이 이 분야와 관련해 근원적인 치료를 필요로 하게 될 것이기 때문이다.

우리의 폐는 염증을 반복하며 손상을 받고, 또 이를 회복하는 과정에서 섬유아세포를 과다하게 만들면서 조직이 변형된다. 폐포는 수억 개에 달하기 때문에 초기에는 호흡계에 큰 이상을 못 느끼지만 병증이 진행될수록 폐활량이 줄어들게 되어 산소포화도가 낮아진다. 윤제한의원에서는 반복되는 염증 및 섬유화를 치료하여 환자의 호흡을 편하게 만들어준다.

윤제한의원에는 지금도 1년에 한두 번씩 호흡을 부드럽게 하기 위해 내원하는 환자들이 많다. 그들은 폐섬유화증부터 기관지확장증, 유육종증 등을 앓고 있어 호흡곤란이나 기침, 가래 등의 증상으로 불편했던 환자들이다. 조 원장의 치료를 통해 어디서도 해결되지 못했던 병이 나았다며 기뻐했던 그들의 모습을 아직도 잊지 못한다. 그리고 지금도 치료를 받고 갈 때마다 진심으로 "감사하다."는 말을 거듭 해준다고. 밤낮 지속되는 연구와 많은 환자들로 지쳐 있을 때라도 그런 말을 듣고 그들이 낫는 모습을 보면 조 원장은 어느새 피곤함도 사라진다. 때때로 의료인이라는 이 길이 어렵고 힘들다는 생각을 할 때가 있지만, 어쩌면 '사람을 살려야 한다.'는 사명감은 숙명처럼 자신의 삶에 자리 잡았고, 그래서 이제는 그 힘듦조차도 환자들이 치료되고 행복해하는 모습을 통해 완전히 잊게 된다고 말하는 그는 천성이 한의사인 듯하다.

폐 질환,
어떻게 생기며
어떤 증상을 보일까

환절기가 되면 양방 이비인후과는 문전성시를 이룬다고 한다. 미세먼지 등의 대기환경 변화로 인해 각종 호흡기 질환자가 늘었기 때문이다. 선천·후천적으로 폐와 기관지가 약한 상태에서 나타나는 여러 증상은 현대인을 고통스럽게 하는 질병 중 하나로 자리 잡게 되었다. 양방병원에서 약을 지어 먹고 증세가 완화되긴 했지만, 근원적으로 치료가 되지 않아 한의원을 찾는 사람도 많이 늘었다고 조 원장은 말한다.

현대인을 힘들게 하는 폐 질환의 대표적인 증상은 무엇일까? 폐·기관지 질환은 그 부위가 어디냐에 따라 양상이 다소 다를 수 있으나 대표 증상은 동일하다. 가래와 객혈, 기침과 흉통, 호흡곤란, 이 다섯 가지이다.

'가래'는 기관지와 폐를 보호하는 점액 물질인 경우와 화농염증인 경우가 있다. 가래는 환자의 염증이나 면역 상태에 따라 색과 양 그리고 농도가 변한다. '객혈'은 말초혈관이 확장된 상태에서 쉽게 혈관이 파열되고, 폐·기관지의 염증이 혈관 주변에 있을 경우에 발생한다. '기침'은 염증이 기관지 점막을 자극하면 발생한다. 또는 기관지 점막이 건조할 경우에 외부 공기에 민감해져 탁한 공기, 차가운 공기 등을 접하면 쉽게 유발된다. 어린아이부터 어른까지 가래 때문에 기침이 시작되면 오래도록 기침이 끊기지 않아 고통스러워 하는 경우가 많이 있는데 빠른 치료가 필요하다.

'흉통'은 호흡기에 발생한 염증 및 다양한 손상이 통증감각 기관을 자극하게 될 때 폐와 기관지에 통증이 유발되는 것을 말한다. 그리고 '호흡곤란'은 자극과 변형 그리고 삼출물에 의해 기관지의 통로가 좁아지거나 실질 폐 세포가 줄어들면서 폐활량이 줄어들어 나타나게 되는 증상이다.

폐 질환의 주요 원인은 급만성 염증 질환 및 탈혈에 의한 손상 그리고 과도한 조직재생에 의한 섬유화의 진행이다. 폐 질환 환자들은 주로 염증성 질환을 달고 살며, 혈액의 상태가 찐득하여 염증 물질이 많다. 또한 적절한 속도로 회복되는 것이 아니라 면역과잉으로 인하여 섬유아세포를 과다하게 만들어 섬유화 질환이나 종양성 질환으로 발전하게 된다.

급만성 염증 질환 환자는 면역력 저하 또는 과잉으로 인해 감염혹은 만성 염증이 자주 발생하게 된다. 이 같은 호흡기 질환의 원인은 스트레스, 불면, 대기오염과 함께 화학조미료가 많이 든 음식을 섭취하는 데 있다. 인스턴트식품이나 식당에서 파는 음식에는 화학조미료가 많이 들어 있어 염증을 일으키고 악화시킨다.

폐 질환에 취약한 환자군이 있을까? 현대인에게 있어 폐 질환은 만성적인 면역반응 조절의 문제인 경우가 많다. 특별히 더 주의를 해야 하는 경우라면, 어릴 때 천식이나 폐결핵 등의 호흡기 질환을 앓았던 환자군이다. 이 환자들은 수년 후 난치성 호흡기 질환으로 진행될 가능성이 매우 높다고 한다. 또한 감기에 자주 걸리거나 신종 인플루엔자 등의 유행성 질환에 자주 감염되는 사람 역시 호흡기에 대한 면역력에 문제가 있는 것으로 보아 특별한 주의가 필요하다고 덧붙였다.

호흡기 질환은 초기에는 호흡에 큰 영향이 없다. 가벼운 기침을 하거나 등산할 때 숨 차는 정도의 가벼운 증상으로만 나타나기 때문이다. 폐포와 세기관지가 매우 많기 때문에 초기 치료를 등한시하는 경우가 많은 이유이기도 하다. 그러나 일부에서 시작된 손상이 폐와 기관지의 전 범위로 확대되면서 점차 호흡량이 줄어들고 나중에는 호흡부전으로 위험해질 수 있다. 가장 좋은 예방법은 염증, 섬유화 및 종양이 호흡기의 전 범위로 퍼지기 전에 초기 치료에 적극적으로 임하는 방법이다. 초기 치료를 잘 받게 되면 기관지 통로가 좁아지지 않도록 관리가 가능하고 폐포와 흉막의 탄력도 잘 유지할 수 있다.

폐 질환의 경우 증상이 유사하더라도 환자의 몸 상태에 따라 치료 방향이 달라져야 한다. 예를 들어 객혈이 나오는 환자가 있을 때, 그것이 부교감신경 항진에 의해 말초혈관이 확장되어 나타나는 증상인지 아니면 교감신경이 저하되어 나타나는 증상인지 구분을 해야 한다. 또 폐와 기관지에 염증 병변이 있는 경우 염증이 혈관을 약해지게 하는 요인이 되므로 동반 병증도 파악하여 처방에 반영해야 한다. 만약 단순히 말초혈관 확장에 의한 문제로 진단된다면 자율신경을 안정시키는 처방을 통해 출혈을 경감시킬 수 있고, 염증성 호흡기 질환이 동반된다면 염증 배출에 관련한 처방을 함께 적용하는 것이 효과가 높다.

기흉으로 내원하는 환자가 있을 경우 환자의 연령이 10대 후반에서 20대 초반이라면 폐 탄력의 문제일 가능성이 높다. 기흉 환자 중 재발로 고통을 호소했던 환자는 다섯 번이나 재발한 후에 찾아온 20대 초반의 환자이다. 2~3개월에 한 번꼴로 기흉이 재발했던

이 환자는 흉막을 절제하면서 점차 폐활량이 줄어갔다. 그러나 염증 질환은 전혀 없었고 건조가 문제가 되었기 때문으로, 진액을 충분히 보해주는 처방만으로 추후 2년간 재발이 없이 건강을 잘 유지할 수 있었다. 그런데 만약 가임기 여성으로 생리 때마다 기흉이 발생한다면 이는 호르몬에 의한 영향이 더 클 수 있다. 또한 림프관평활근종증(LAM) 진단을 받은 환자라면 종양성 질환의 측면에서 치료 처방이 내려진다. LAM 환자의 경우에는 초기 발견이 어려운 경우도 있다. 약 1~2개월의 치료에도 증상(숨 가쁨, 통증) 호전이 보이지 않는 경우 호르몬 조절에 관련한 처방을 추가하여 치료했을 때 개선 효과가 높게 나타난다. 이처럼 같은 병명, 같은 증상이라도 자세히 살펴보면 발병하는 원인이 다르므로 이에 대한 진단이 가능한 전문의를 찾는 것이 치료를 위해 가장 중요한 일이다.

폐 질환,
어떻게
치료해야 할까

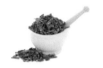

"폐 질환은 언제, 어떻게 진단할 수 있죠? 기침을 하거나 특별한 증상이 두드러져야지만 알 수 있는 것 아닌가요?"

그렇다. 폐 질환이 생겼다는 것을 짐작할 수 있는 방법은 단지 호흡에 문제가 있다고 느낄 때이다. 하지만 아이러니하게도 폐를 강화하는 것만으로 이러한 증세가 완전히 치료되지 않는 경우가 매우 많다. 조윤제 원장의 처방은 호흡기뿐만 아니라 다른 장기의 조절을 위한 처방을 함께 적용한다는 데에 그 특징이 있다. 앞서 이야기했듯 단순히 건조증의 문제인 경우에 체내에 진액을 보호하는 처방을 사용하고, 염증이 과다하게 생성되는 경우에는 염증물질을 제거하고 조직의 염증을 배출하는 처방을 쓴다. 그러나 호르몬이나 심장의 문제로 인해 호흡부전이 오는 경우에는 내분비 기능을 조절하고 심장을 강화하는 약을 쓰기도 한다. 호흡기는 몸 상태를 반영하는 매우 복합적인 기관이기 때문이다. 이 부분에 대한 일반 환자들의 이해도는 떨어지는 상황이기 때문에 조윤제 원장은 환자들과 긴밀하게 소통하면서 정보를 전달해 치료를 더욱 효과적으로 진행하기 위해 노력한다. 막상 아픔을 겪고 있는 사람은 통증을 완화하거나 당장 병이 낫는 데에만 급급하기 때문에 잘못된 정보로 병이 오히려 악화되거나 작은 증세를 크게 키워서 오는 경우도 많다. '아는 것이 힘'이라고 정확한 정보를 서로 공유하고 생활에 적용해 나가면서 환자와 의사의 노력이 병행되는 것은 치료에 있어 매우 중요하다.

많은 환자들이 기관지에 좋은 음식을 궁금해한다. 요즘은 정보화 시대이기 때문에 수많은 자료를 통해 여러 지식들을 접할 수 있지만, 조윤제 원장은 그런 정보들을 무작위로 자신에게 적용할 것이 아니라 자신의 상태와 체질을 먼저 잘 알고 있는 것이 매우 중요하다고 강조한다. 사람마다, 또 병의 경중에 따라서 좋은 음식과 나쁜 음식이 다르기 때문이다. 우리가 흔히 기관지에 좋다고 알고 있는 식품들도 가래 상태, 체열의 유무 등에 따라 몸의 반응이 달라진다. 도라지의 경우 가래 양이 많아서 울컥 쏟아지는 경우에는 섭취해도 좋지만 반대로 배출이 어려운 끈적이는 가래에는 좋지 않다. 배 역시 열이 있을 때는 먹어도 좋지만 몸이 냉할 때는 피해야 하며 평소에 습관적으로 자주 먹는 것은 좋지 않다. 따라서 자신의 상태를 체크하고 그에 따라 식이요법을 통한 치료도 병행해야 한다.

공통적으로 모든 사람이 섭취했을 때 좋은 음식도 있다. 깨끗한 물과 한식 위주의 식단은 기관지에 도움이 된다. 마찬가지로 공통적으로 피해야 할 음식도 있다. 이뇨작용이 있는 카페인류와 자극성이 높은 탄산음료 그리고 화학조미료로 조리된 음식은 여러 면에서 기관지에 좋지 않은 영향을 미치므로 가급적 피해야 한다. 나쁜 식습관과 주변 환경을 개선해 나가는 것이 관련된 병의 예방과 치료에 매우 도움이 된다.

조윤제 원장은 이 분야에 권위자로 끊임없이 연구를 진행하고 있다. 그는 과거와 현재 폐와 호흡기 질환 진단과 치료에 있어 변화가 이루어지고 있다고 설명한다. 폐 질환에서 가장 위험도가 높다고 하는 간질성 폐 질환이나 폐섬유화증의 경우 과거에는 스테로이드 등의 면역억제제를 투여했다. 과잉 염증이 폐를 섬유화시키는 원인이라고 생각했다. 그러나 최근에는 특발성 폐섬유화증을 치료함에 있어서 닌테다닙 성분의 약제를 투여하는 방식으로 바뀌었다. 이는 염증 자체보다도 손상 조직을 치유하고 세포를 재생하는 과정에서 섬유아세포가 과잉 형성되는 문제로 보기 때문이다. 항종양제를 투여하여 종양을 억제하는 원리인 셈이다.

난치성 호흡기 질환 환자는 모두 전염성 호흡기 질환의 고위험군이 될 수 있다. 면역 기능이 실조되어 있으므로 쉽게 감염이 되는 탓이다. 호흡기 질환은 급성감염을 겪으면서 계단식으로 진행된다는 특징이 있다. 따라서 환자들은 환절기에 외출을 자제하거나 외출 시에는 반드시 마스크를 착용하여 감염에 대비해야 할 필요가 있다. 또한 호흡기 점막이 건조해지면 외부의 오염균을 방어하지 못하고 직접적으로 영향을 받기 때문에 생수를 하루에 1.5~2리터(체중 10킬로그램 당 200~300밀리리터) 정도 꾸준히 섭취하여 점막을 촉촉하게 유지하는 것이 좋다. 다음은 조윤제 원장이 치료한 두 가지의 실제 폐 질환 치료 사례다.

38살인 A씨는 두 아이의 엄마였다. 그녀는 지난해 3월 말에 둘째 아이를 출산한 직후 갑자기 폐섬유화를 동반한 간질성 폐 질환으로 병원에 입원을 하게 됐다. 급성으로 병에 걸리는 바람에 호흡부전증후군으로 인해서 인공호흡기를 달고 중환자실에서 5주를 보낸 후 겨우 산소호흡기 5리터를 달고 일반 병실로 옮겼다. 그렇게 한 달 반이라는 시간이 지난 뒤에야 그녀는 퇴원을 했다. 그러나 이는 병이 나아서 퇴원한 것이 아니었다. 병원 측에서 더 이상 해줄 수 있는 것이 없다며 위기는 일단 넘겼으니 자연치유력을 믿어보자며 퇴원을 시킨 것이었다. 그렇게 그녀는 돌아오게 되었고 집에 산소호흡기를 설치했다. 그러나 A씨는 집안에서 움직이는 것조차 숨이 찼다. 세수나 칫솔질조차도 힘들 정도였다. 게다가 기침이 한번 터지면 마약성 기침약을 먹어도 1시간 반 이상을 창자가 뒤틀릴 때까지 잘 멈추지 않았다. 그러던 어느 날 남편이 인터넷 검색으로 윤폐탕에 대해 알게 되었고 A씨는 윤제한의원을 찾아온 것이었다.

산소호흡기를 달고 조윤제 원장을 찾아온 그녀는 중환자실에서 5주를 보내고 왔기 때문에 체력이 매우 저하된 상태였다. 조윤제 원장은 그녀의 증상을 상세하게 진단한 뒤 특발성 폐섬유화증과는 달리 간질성 폐 질환으로 인한 섬유화는 염증을 동반하는 경우가 많아 염증 개선을 위한 처방을 적용했다. A씨는 조윤제 원장과 상담 후, 오래된 병은 아니지만 급하게 온 것이니만큼 6개월간 윤폐탕을 먹어보기로 했다. 조윤제 원장은 그녀에게 보름 정도 지나면 효과가 나타날 것이라 했지만 불과 3일 만에 기침이 가라앉기 시작했다. 그리고 그때부터 그녀의 병세는 굉장한 속도로 나아지기 시작했다. 기침이 잦아들고 숨 쉬는 것이 다시 편해졌다. 칫솔질도 힘들었는데 혼자 샤워를 할 수 있었다. 그리고 6개월이 다 되어가자 다시 외출이 가능해졌다. 폐 기능이 70퍼센트 이상 회복된 것이다. 다시는 못할지도 모른다고 생각했던 일상생활이 가능해졌다. 치료를 마친 뒤, A씨는 직장에 복귀했다. 이미 변성된 섬유화 조직을 회복시킬 수는 없었지만 염증 상태의 폐는 회복이 가능했기에 A씨는 지금 본래의 일상생활을 되찾을 수 있게 되었다.

두 번째 사례는 폐결핵 후 비결핵성 마이코박테리아(비결핵 항산균, NTM, Non-tuberculous Mycobacterium) 질환 후유증으로 조윤제 원장을 찾은 환자 B씨의 이야기다. B씨는 64세의 남자로 마이코박테리아 감염으로 대학병원에서 2년간 치료를 받고 완치 판정을 받았다. 그러나 얼마 지나지 않아 각혈, 기침, 가래가 너무 심해져 일상생활이 불가능한 수준이 되자 윤제한의원을 찾아온 것이었다.

진단 결과 B씨는 폐의 허열이 오르고 진액이 고갈된 상태였다. 조윤제 원장은 열을 떨어뜨리고 진액을 보하는 처방으로 치료를 진행하기로 했다. NTM의 치료를 위해 항생제를 2년간 장기 복용해 왔기 때문에 항생제로 인해 망가졌던 B씨의 몸은 조윤제 원장의 치료를 거치며 여러 불편 증상이 해소되어갔다. 치료를 마친 뒤 B씨는 몸이 편안해진 것뿐 아니라 직장생활도 다시 시작하게 될 정도로 건강을 되찾았다. 그의 직업이 고도의 집중력과 순발력이 요구되는 버스 운전기사임을 생각하면 그야말로 경이로운 결과였다. B씨는 조윤제 원장에게 깊은 감사와 함께 직장에 대한 이야기도 전해 조윤제 원장의 마음을 따뜻하게 해주었다. B씨처럼 보통 폐결핵 후유증을 겪는 환자들은 매우 말랐으며 체중이 지속적으로 저하되는 경우가 많다. 따라서 폐결핵 후유증을 겪는 환자에게는 항생제의 오랜 복용으로 인해 저하된 간 기능을 보완하는 것은 물론, 체력 저하를 회복하기 위한 보약 처방이 병행되어야만 한다.

폐가 건강하다는 것은 몸이 건강하다는 의미와도 같다고 할 정도로 폐의 건강은 인간에게 매우 중요하다. 평소 늘 신경 쓰면서 관리해야 하는 이유도 폐는 우리 몸의 면역력 상태를 고스란히 보여주는 시그널과도 같기 때문이라고. 그렇다면 폐 질환에 걸리지 않기 위해서는 어떤 노력을 해야 할까?

우리 몸에서 면역력을 조절하는 것은 자율신경의 균형이다. 자율신경이 항진되면 면역도 높아지고, 자율신경이 저하되면 면역도 저하된다. 그래서 호흡기뿐만 아니라 몸 전체의 건강을 관리하는 데 자율신경의 균형을 유지하는 것은 중요하다. 면역이 항진되면 일반적인 물질에도 쉽게 염증을 일으키기 때문에 만성 염증이 발생하고, 면역이 저하되면 전염성이 있는 호흡기 질환에도 쉽게 감염된다. 따라서 자율신경의 밸런스를 잘 유지하는 것이 호흡기 질환을 예방하는 가장 좋은 방법이다. 이를 위해서는 평소 스트레스 관리를 잘해야 한다. 자신만의 스트레스 해소 노하우를 만들어두는 것이 좋으며, 가급적이면 매일 같은 시간 잠자리에 들어 충분한 수면 시간을 확보하는 것이 큰 도움이 된다. 현대인들은 스트레스에 취약한 데다 늦은 시각까지 바깥 활동 등을 통해 충분한 수면 시간을 확보하지 못하거나 질 낮은 수면을 하게 되는 경우가 많다. 이모든 것이 결과적으로는 우리 자율신경의 균형을 무너뜨리기 때문에 지금부터라도 작은 습관부터 하나씩 변화시켜 나가는 것이 매우 중요하다.

앞으로
남은
이야기

        조윤제 원장은 의사란 죽을 때까지 성장해야 하는 직업이라고 믿는다. 점점 더 깊은 연구와 끊임없는 경험, 노력을 통해 치료와 의술의 성장을 이루어야 한다고 생각한다. 그의 책상 위에 늘 펼쳐진 수많은 책들 또한 그런 그의 삶을 잘 보여주는 모습이다. 그래서인지 그는 자신의 실력이 부족한 탓에 고쳐주지 못했던 환자들을 생각할 때마다 무척 가슴이 아프다고 말한다. 지금보다 훨씬 전에는 지금만큼의 경험과 실력이 없어 완벽하게 돌보지 못했던 환자들이 분명히 있었을 테니까. 지금은 보기만 해도 원인과 치료법이 눈에 훤하게 들어오는 증상이나 병이, 당시에는 그만한 실력이 없어 고칠 수 없었다고 생각하니 더욱 부끄러워진다. 의사도 사람이기에 처음부터 모든 것을 알고 시작할 수 없고, 많은 경험과 연구를 통해 더욱 성장하는 것이 당연하다. 그럼에도 환자 한 사람 한 사람을 귀하게 여기는 그의 마음이 고스란히 묻어나는 것 같아 더욱 존경스러워진다.

다행인 것은 그래도 이제는 환자들을 만날 때 나을 수 있을지 없을지 그리고 어느 정도까지 치료를 할 수 있을지 구분이 가능한 수준이 되었다고 그는 이야기한다. 그만큼 많은 환자들을 만났고, 그들과 소통하면서 자신만의 치료 방향과 환자를 대하는 눈과 마음이 열렸기 때문이라고 한다. 때때로 그들 중에는 의지는 강하지만 상황이 무척 안 좋은 경우도 많다. 하지만 그는 결코 포기하는 법이 없다. 치료의 가능성이 아무리 희박해도 인간의 몸이 가진 신비한 힘 또한 믿기 때문에 마지막까지 환자와 함께 고군분투하며 병을 치료하기 위해 노력하는 것은, 그가 가진 인내심 강한 특유의 성품에서 기인한 것이기도 하다. 언제까지나 최선을 다하는 자세, 끝까지 희망을 놓지 않는 마음과 근성이 그가 가진 성품의 장점이다. 그렇게 최선을 다했는데도 생각만큼 호전되지 않을 때가 그에게는 가장 어렵고 힘든 순간이라고 한다. 이 길을 걷는 모든 한의사가 같은 심정이겠지만, 유독 이 부분에 있어 많은 고민을 하는 그를 보면 천성이 한의사인 것이 다시금 느껴진다.

조윤제 원장은 자주 TV 프로그램의 출연 요청을 받는다. 하지만 방송에 얼굴을 잘 비추지 않는다. 한의사로 본인의 진료 이념과 맞지 않는 방향으로 진행되는 경우가 많아 응하기가 힘들었다고 고백했다.

조윤제 원장이 생각하는 명의란 어떤 한의사일까? 어제까지는 맞는다고 생각했던 처방이 오늘 달라지는 것이 의학이므로 끊임없이 연구하고 노력하는 사람이 진정한 명의라 답했다. 그는 "단순히 몸만 고치는 사람이 한의사라고 생각하지 않습니다. 특히나 마음이 병든 환자는 사회에서 제 역할을 하는 것이 힘들기 때문에 몸이 아픈 사람과 마찬가지로 도움을 주고 싶습니다. 그렇게 심신이 아픈 사람들이 다시 사회에서 제 역할을 할 수 있도록 도와주는 것이 저의 사명이라 생각합니다."라고 이야기한다.

조윤제 원장은 한의사이지만 양방에도 관심이 많은 사람이다. 그는 한의대 시절 양방생리, 양방병리, 양방해부, 양방질환을 함께 공부했다. 그리고 그런 그의 양방 공부는 지금도 계속되고 있다. 스스로 양방에도 상당한 자신감을 보일 정도로 그의 양방의학 지식은 상당한 수준이다. 조윤제 원장은 한의학 공부는 양방에 비해 환자를 진료하면서 더 일취월장할 수 있다고 말한다. 환자가 한의사가 내린 처방을 복용하고 몸이 회복되는 것을 보면서 실력의 향상은 물론 한의사로서의 진가까지도 알 수 있기 때문이라고 했다. 조윤제 원장은 자신보다 한 발 뒤에서 열심히 걸어오는 후배들에게 '한의학은 본인의 연구가 매우 중요한 과목'이라는 것을 꼭 기억해주길 바란다고 했다. 그들이 진정한 한의사가 되도록 바라는 마음이 잘 담긴 말이다.

앞으로 그의 꿈은 양방과 한방을 매칭시켜주는 책을 내는 일이다. 교감신경 항진이 되면 우리 몸이 건조해진다. 이때 양방은 교감신경 억제제를 사용하지만 한방은 조증약을 사용한다. 지금이 '양방의 이론과 비교했을 때 한의학은 어떠한가?'라는 데에 지표가 되어줄 책이 필요한 시점이다. 그는 이에 대한 자신의 연구를 계속하여 언젠가 양방과 한방 사이에 가교가 되어줄 책을 출간할 수 있기를 희망한다고 밝혔다. 두 의학 사이의 잘못된 오해와 불신을 없애기 위한 그의 노력은 응원받아 마땅할 것이다.

에필로그

한류의 영향으로 전 세계 많은 젊은이들 사이에서 대한민국의 한글 배우기 열풍이 일고 있습니다. 더불어 한국 문화에 관심을 갖고 배우려고 하는 움직임도 생겨났습니다. 그래서 한방, 한의에 대한 외국인들의 관심도 점점 커져가고 있습니다. 이러한 추세에 따라 저는 대한민국의 한의학에 대한 실정을 찬찬히 되짚어보게 되었습니다.

일전에 이 책《한방명의의 길을 묻다》에 소개한 한의사 원장님 한 분과 미국에서 열린 대체의학 국제학술대회에 동참한 적이 있습니다. 중의학이 대체의학의 주류이기에 정말 많은 중의사들이 참가하였고, 그들은 많은 논문을 발표하였습니다. 우리나라에 비해 훨씬 활성화되어 있는 상황을 보며 많은 생각을 하게 되었습니다. 대전 한방병원 원장님께서는 "중국 정부에서는 중의학계의 논문과 학회, 국제학술대회 참석에까지 대규모로 지원하고 있다."는 말씀을 하셨습니다.

명의의 의술을 검증하고 체계화하여 다시 보편적 의료 서비스로 제공한다는 것은 정부의 뒷받침 없이는 매우 힘들다는 것을 다시 한 번 확인하게 되었습니다.

한방 의료 서비스는 이제 과거에 대한민국에서 인식하던 편협한 의학의 일부가 아닙니다. 이제는 인류를 위한 보편적 의료 서비스로 나아가야 할 때라고 생각합니다. 저는 더 이상 대한민국의 의사들이 양·한방의 국수적 전쟁을 이어가지 않고, 인류의 생명 수호를 위해 전진하기를 바랍니다.

사람의 생명을 살리고 건강한 몸과 마음으로 오래도록 질 높은 삶을 유지하기 위해 존재하는 '의료인'으로서의 공통 사명. 이것을 위해 힘을 합치고 앞으로 나아갈 때 100세 시대의 건강하고 행복한 인류의 꿈이 이루어질 것입니다.

명의로 소문난 한의사를 찾아서

한방명의의 길을 묻다

한의사의 길을 준비 중인 사람들에게 바칩니다

초판 1쇄 인쇄 | 2018년 12월 05일
초판 1쇄 발행 | 2018년 12월 12일

지은이 | 이창호
펴낸이 | 최화숙
기　획 | 엔터스코리아(책쓰기 브랜딩스쿨)
편　집 | 유창언
펴낸곳 | **아마존북스**

등록번호 | 제1994-000059호
출판등록 | 1994. 06. 09

주소 | 서울시 마포구 월드컵로8길 72, 3층-301호(서교동)
전화 | 02)335-7353~4
팩스 | 02)325-4305
이메일 | pub95@hanmail.net | pub95@naver.com